SCHRIFTEN AUS DEM GESAMTGEBIET DER GEWERBEHYGIENE
HERAUSGEGEBEN VON DER DEUTSCHEN GESELLSCHAFT FÜR GEWERBEHYGIENE
IN FRANKFURT A. M., PLATZ DER REPUBLIK 49
HEFT 41

Die Staubbeseitigung und Geräuschbekämpfung in Schotterbetrieben

Im Auftrage des Technischen Ausschusses der Deutschen Gesellschaft für Gewerbehygiene

bearbeitet von

O. Wittgen
Regierungs- und Gewerberat
Koblenz

Mit 55 Abbildungen

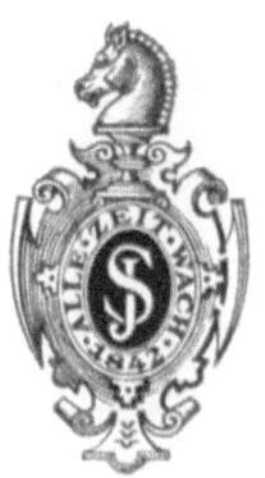

Springer-Verlag Berlin Heidelberg GmbH
1932

ISBN 978-3-662-34315-9 ISBN 978-3-662-34586-3 (eBook)
DOI 10.1007/978-3-662-34586-3

Vorwort.

Die Beseitigung des Staubes in den gewerblichen Betrieben stößt oft auf große Schwierigkeiten. Zwar sind die Grundsätze, nach denen sie zu erfolgen hat und die Einrichtungen dazu ausreichend bekannt. Auch die nicht ganz einfachen Vorgänge beim Strömen von Luft in geschlossenen Leitungen und die dabei auftretenden Widerstände sind jetzt genügend durchforscht und geklärt. Aber auf Grund dieser Kenntnisse allein — so nützlich sie auch sind — ist die Frage, wie die Staubbeseitigung im Einzelfalle zu gestalten ist, nicht zu lösen, denn dies hängt in hohem Maße von der ganzen Einrichtung des Betriebes, der besonderen Art der stauberzeugenden Maschinen, den Eigenschaften des Arbeitsstoffes und der Beschaffenheit des Staubes selbst usw. ab.

Zweckmäßige und wirtschaftlich arbeitende Einrichtungen können nur auf Grund von längeren praktischen Erfahrungen geschaffen werden. Der Technische Ausschuß der Deutschen Gesellschaft für Gewerbehygiene glaubt daher, daß eine Beschreibung und kritische Besprechung der in den wichtigeren stauberzeugenden Gewerben benutzten Einrichtungen und der damit erzielten Erfolge nützlich sein kann. Infolgedessen hat er gern zugestimmt, als Herr Ministerialrat Dr. Ulrichs vorschlug, die Staubbeseitigung in den Schotterbetrieben einmal zu besprechen.

In dankenswerter Weise übernahm es Herr Regierungs- und Gewerberat Wittgen in Koblenz, in dessen Aufsichtsbezirk viele und bedeutende Schotterbetriebe liegen, und dem daher große Erfahrungen und weitgehende Sachkunde zur Seite stehen, darüber in dem Technischen Ausschuß einen Vortrag zu halten. Seine Ausführungen veranlaßten den Ausschuß, Herrn Wittgen zu bitten, seine Untersuchungen und Feststellungen noch weiter auszudehnen und zu ergänzen, und sie dann in einer Abhandlung niederzulegen. Herr Regierungs- und Gewerberat Wittgen hat sich auch dieser mühevollen Arbeit unterzogen, wofür ihm besonderer Dank gebührt.

Frankfurt a. M.
Berlin, im April 1932.

Deutsche Gesellschaft für Gewerbehygiene

Der Vorsitzende des Technischen Ausschusses
Dr. Dr. med. h. c. Leymann,
Geheimer Oberregierungsrat.

Inhaltsverzeichnis.

I. Einleitung.

a) Geschichtliche Entwicklung und wirtschaftliche Bedeutung der Schotterindustrie.

Die Entwicklung des Verkehrs in den letzten Jahrzehnten, besonders die zunehmende Benutzung von Kraftwagen, hat dazu geführt, daß zum Straßenbau mehr und mehr Steinschotter und Splitt verwendet werden. Die Nachfrage danach wuchs immer stärker, weil nicht nur der ständig steigende Verkehr den Ausbau des Straßennetzes unter Verstärkung der Straßendecke nötig machte, sondern, weil auch die Eisenbahnverwaltungen dazu übergingen, die Gleise in einer Bettung von Hartsteinschotter zu verlegen, anstatt, wie bisher in Kies, und endlich, weil in sandarmen Gegenden Steinschlag und Steingrus immer mehr als Ersatz für Kies und Sand bei Bauten, vor allem bei Betonarbeiten Verwendung fanden. Infolgedessen genügte bald die bisherige Art der Herstellung durch Zerschlagen der geeigneten Gesteine — wie Basalt, Basaltlava, Basaltmelaphyr, Quarzporphyr, Grünstein, Grauwacke, Kalkstein und Hochofenschlacke — durch die Hand nicht mehr dem gesteigerten Bedarf. Aus diesem Grunde und weil die Entwicklung der Wirtschaft auf eine Verbilligung der Gestehungskosten hindrängte, wurde die Maschinenkraft zur Gewinnung der benötigten Steinschlagmengen herangezogen. So entstanden etwa um die Wende des vorigen Jahrhunderts die ersten Schotteranlagen, zuerst mit amerikanischen Maschinen, aber bald auch schon mit deutschen Erzeugnissen, welche nunmehr den ausländischen Wettbewerb völlig aus dem Felde geschlagen haben. Allerdings wird auch heute noch Straßenbaumaterial von Hand geschlagen, weil man ihm nachsagt, daß es besonders gleichmäßig würfelig und scharfkantig sei und daß das Gefüge der einzelnen Steine bei der Bearbeitung durch die Hand nicht so beansprucht würde, wie bei dem Zerkleinern durch die Maschinen und daher weniger Haarrisse aufweise, doch ist seine Menge gering im Vergleich zu der Menge des durch Maschinen hergestellten Stoffes. Dieser ist billiger, außerdem sind die neuzeitlichen Brecheranlagen imstande, ein Erzeugnis zu liefern, das die besonderen Vorzüge des Handschlages im hohen Maße erreicht.

In den letzten Jahren ist man auch dazu übergegangen, den Kalkstein, der in Eisenhüttenbetrieben und in der chemischen Industrie benötigt wird, zur Erzielung einer gleichmäßigen Korngröße und zur Verbilligung der Erzeugung in besonderen Brecheranlagen maschinell zu zerkleinern. Ferner werden bei der Anlage von Talsperren, Schleusen und Wasserkraftwerken, deren Bau sich über mehrere Jahre erstreckt, Schotteranlagen zur Gewinnung des benötigten Steinmaterials im steigenden Umfange verwendet.

Welche wirtschaftliche Bedeutung die deutsche Hartsteinindustrie besitzt, erhellt aus der Tatsache, daß in ihr rund 500000 Arbeiter und

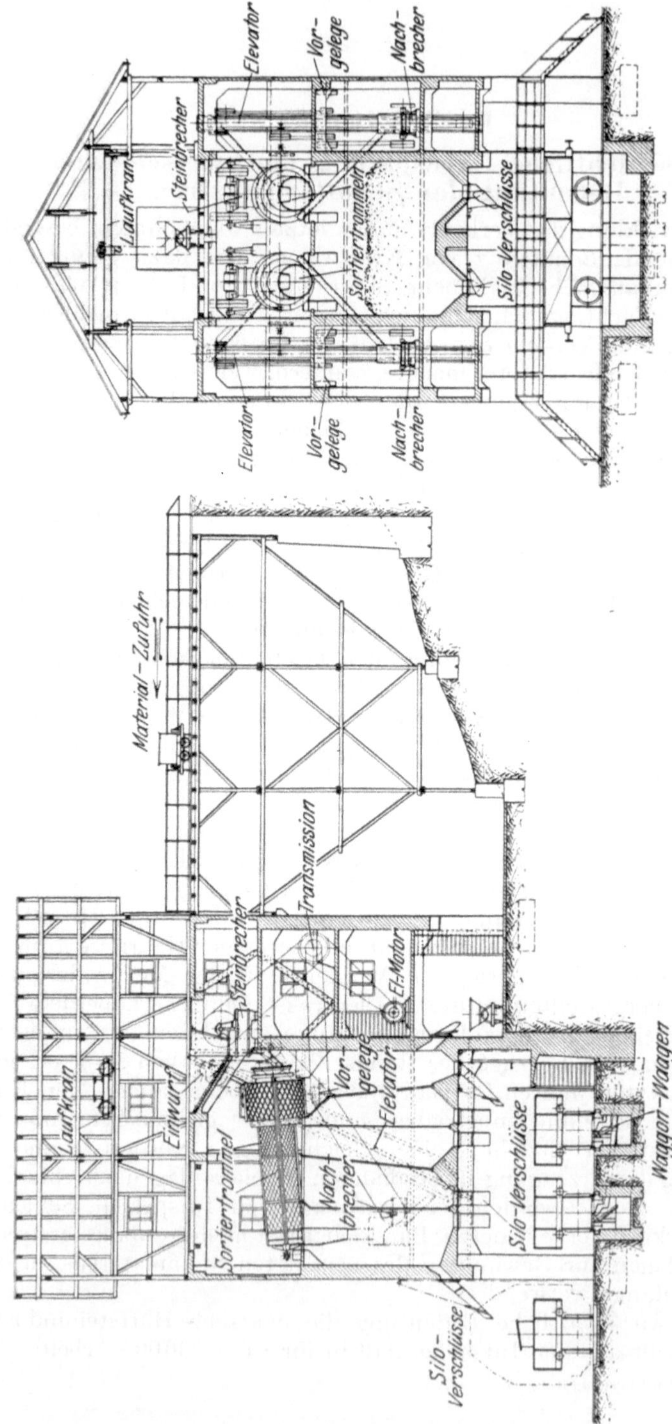

Abb. 1. Schematische Darstellung einer von der internationalen Baumaschinen-AG. (Ibag) in Neustadt ausgeführten Schotteranlage.

Angestellte beschäftigt werden und daß sie in der Lage ist, einen jährlichen Bedarf von rund 20 Millionen Tonnen an Schotter, Splitt und Sand zu decken.

b) Einrichtung der Schotterbetriebe und Arbeitsvorgang bei der Herstellung von Schotter.

Im Laufe der Entwicklung haben zwar die Brecheranlagen in bezug auf ihre Bauart, auf Größe und Leistungsfähigkeit der Maschinen mancherlei Änderungen erfahren, doch ist die Art der Herstellung des Schotters im Grunde die gleiche geblieben. Auch die in den letzten Jahren aufgekommene Erzeugung von Steinsplitt unterscheidet sich nur unwesentlich von der des Schotters.

Außer den Maschinen zum Zerkleinern der Steine und den Fördereinrichtungen zur Bewegung der Zwischenerzeugnisse enthalten die Anlagen im wesentlichen nur noch Vorkehrungen zum Trennen des gebrochenen Materials nach Korngröße und Siloanlagen zum Aufbewahren des sortierten Gutes, wie aus nachstehender Schemazeichnung eines Schotterwerkes ersichtlich ist (Abb. 1).

Der Arbeitsvorgang zur Herstellung von Schotter ist danach folgender:

Als Ausgangsmaterial dient im allgemeinen der im Steinbruch durch Sprengarbeit gewonnene Stein, doch wird auch vielfach der Abfall von der Pflastersteinherstellung oder der Bestand alter Steinhalden, für welche früher keine Verwendung vorhanden war, verarbeitet. Die in Kippwagen meist auf Gleisen oder Hängebahn herangefahrenen Steine werden gewöhnlich auf eine Rutsche gekippt, welche sie entweder unmittelbar in das Maul eines Steinbrechers leitet oder zuweilen erst in ein Vorsilo, aus welchem sie mittels einer besonderen Aufgabevorrichtung in den Steinbrecher befördert werden. Aus dem Steinbrecher fällt das gebrochene Material meist über eine Schurre unmittelbar in das Innere einer Siebtrommel. Diese sich langsam, mit 40—70 Umdrehungen in der Minute drehende, schräg gelagerte Trommel mit einem Durchmesser bis zu 2 m und einer Länge bis zu 18 m besitzt einen Mantel aus Eisenblechen mit verschieden großen Lochungen. Der Trommelteil am Einlauf hat die engsten Löcher, während die Löcher in den nach dem Trommelende zu liegenden Schüssen allmählich größer werden. Auf diese Weise wird der Schotter je nach Bedarf bis zu sechs Körnungen getrennt und zwar in den Stärken von etwa 25—60 mm. Aus der Trommel fällt der Schotter durch die einzelnen Siebpartien in darunter angeordnete, voneinander getrennte Taschen, aus denen er zur Weiterbeförderung abgezogen wird. Steine von mehr als 60 mm Durchmesser können auch durch die größten Löcher nicht hindurchfallen; sie wandern daher durch die Trommel und fallen als sogenannter Überlauf in eine Beförderungseinrichtung, welche sie entweder dem ursprünglichen Steinbrecher oder einem Nachbrecher zuführt.

Der neuzeitliche Straßenbau erfordert für die Straßendecken einen besonders feinen Steinschlag, der je nach dem Grade der Feinheit Splitt oder Edelsplitt genannt und in Korngrößen von 0 bis etwa 20 mm hergestellt wird. Gewöhnlich findet für die Splittherstellung der Überlauf Verwendung, falls keine selbständigen Splittanlagen mit eigenen Vorbrechern vorhanden sind. Die Feinzerkleinerung zu Splitt erfolgt auf besonderen Backen- oder Kreiselbrechern, in Walzwerken oder auch in Kugelmühlen. Zur Beförderung des zerkleinerten Materiales im weiteren Verlaufe des Arbeitsganges dienen meist Förderrinnen oder Förderbänder. Zum Trennen des Materials nach Korngröße bedient man sich entsprechender Siebtrommeln oder Rüttelsiebe.

II. Staubbeseitigung in den Schotterbetrieben.

A. Die Staubquellen und die Wirkungen des Staubes.

Es ist ohne weiteres klar, daß mit dem Zerkleinern des Gesteines, sowie dem Befördern, Sortieren und dem späteren Verladen der in Bewegung befindlichen und sich ständig aneinander reibenden gebrochenen Steine stets eine mehr oder weniger große Entwicklung von Staub verbunden ist. der nicht nur die Betriebsstätte erfüllt, sondern auch die Umgebung oft weithin einhüllt.

Auf den mir von dem Herrn Minister für Handel und Gewerbe in großzügiger und dankenswerter Weise ermöglichten Studienreisen in den verschiedensten Teilen Deutschlands habe ich Schotter- und Splittwerke kennengelernt, in denen an trockenen und heißen Sommertagen sich solche Staubmengen entwickelten, daß man in der Staubluft kaum den Begleiter erkennen konnte. Daß in solchen Räumen eine Beschäftigung von Menschen, abgesehen von der Unfallgefahr, auf die Dauer oder auch nur für längere Zeit völlig ausgeschlossen ist, dürfte selbstverständlich sein.

Über die durch die Staube der oben aufgeführten Gesteinsarten hervorgerufenen Gesundheitsschädigungen der Arbeiter herrscht in den Fachkreisen eine auffällige Übereinstimmung. Abgesehen vom Granitstaub, dem infolge seines verhältnismäßig hohen Kieselsäure-Gehaltes (etwa 71%) ein schädigender Einfluß auf die Lungen zugeschrieben wird, werden die übrigen Gesteinsstaube mehr oder weniger als unbedenklich angesehen. Trotzdem ist nach mir vorliegenden ärztlichen Gutachten nicht zu verkennen, daß auch an sich harmloser Staub durch sein Eindringen in die feinsten Kanälchen der Lunge dort mechanisch Reizerscheinungen der Schleimhäute hervorrufen kann, welche die Empfindlichkeit der Atmungsorgane gegen Ansteckung steigern. Der Staub schädigt nicht nur die Gesundheit, sondern erhöht auch die Unfallgefahr. Daher wird in dem § 120a d. G. O. grundsätzlich seine Beseitigung verlangt. Diese ist bei Schotteranlagen aber auch zum Schutze der Nachbarn und aus wirtschaftlichen Gründen notwendig.

B. Maßnahmen zur Verminderung und Beseitigung des Staubes.

Solange die Steinbrecheranlagen nur Grobschotter für Straßen und Eisenbahnen herstellten, begnügte man sich damit, die Arbeiter des Betriebes der Einwirkung der zuweilen verhältnismäßig geringen Staubmengen dadurch zu entziehen, daß die Anlagen möglichst allseitig offen, nur unter einem Schutzdach, auf Bergkuppen oder an Berglehnen, nicht aber in Taleinschnitten, errichtet wurden. Eine solche Anlage zeigt Abb. 2. Bei dieser Anordnung treibt der Wind, von welcher Richtung er auch kommen mag, den Staub, der hauptsächlich an der Siebtrommel entsteht, von der Anlage fort, so daß eine wesentliche Beeinträchtigung der Arbeiter kaum zu befürchten ist.

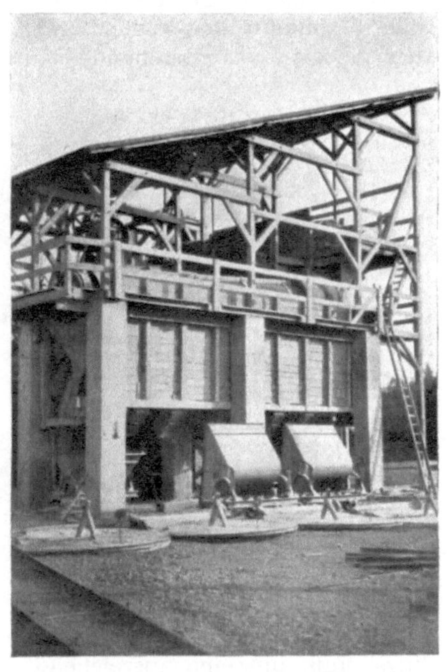

Abb. 2. Schotterwerk in offener Bauweise (Giesches Erben in Pilgramsdorf).

Diese offene Bauweise ist wohl für Anlagen erträglich, welche vorwiegend im Sommer betrieben werden, nicht aber für solche, welche das ganze Jahr über, also auch in den schlechten Jahreszeiten bei ungünstiger Witterung im Gang gehalten werden. Diese müssen zum Schutze der Menschen und Maschinen mit festen Wänden umgeben werden, die dem Staub höchstens durch die Fensteröffnungen Abzug gewähren. In solchen Anlagen und besonders, wenn sie noch durch ein Splittwerk erweitert werden, in dem die Zerkleinerung des Steinmaterials auf feinste Korngröße erfolgt, ist die Staubbildung meist so erheblich, daß weitergehende Maßnahmen nicht zu umgehen sind.

1. Vorreinigung des Rohgesteins.

Kommen die Rohlinge noch bruchfeucht zum Steinbrecher, kann beim Aufgeben und Zerkleinern der Steine Staub nur in geringen Mengen auftreten. Wird aber das Steinmaterial von der Halde oder aus einem Silo genommen, oder sind die vom Bruche gelieferten Steine stark mit anhaftendem Lehm und Ton vermischt, so ist, besonders bei trockenem Wetter, mit einer erheblichen Staubbildung zu rechnen. Daher ist es vorteilhaft, die erdigen Beimengen vor dem Brechen zu entfernen. Das kann schon dadurch erzielt werden, daß man die Steine vor der Aufgabe in den Brecher zunächst über einen Rost, der zweckmäßig als Förderrost ausgebildet ist, wandern läßt, wobei durch die gegenseitige Reibung die Verschmutzungen gelöst werden und durch die Roststäbe hindurchfallen.

In Großbrecheranlagen, in denen die Steingewinnung meist mit Löffelbaggern erfolgt, die den anhaftenden Lehm und Ton in größeren Mengen mitnehmen, kann eine gute Vorreinigung selbst bei Blöcken großer Abmessung durch die Benutzung von Aufgabetransportrosten (Abb. 3) und Kettensortierrosten, wie sie u. a. von der Firma Ibag in Neustadt gebaut werden (Abb. 4), erreicht werden.

Wird das Rohgestein nicht unmittelbar in das Brechermaul gestürzt, sondern erst einem Vorsilo zugeführt, so muß auch der an dem Siloauslauf entstehende Staub beseitigt werden. Das geschieht

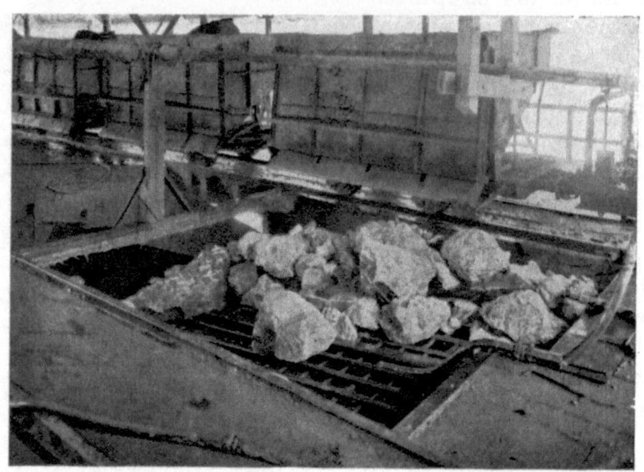

Abb. 3. Aufgabebeschickungsrost der Ibag in Neustadt.

am besten durch Absaugen etwa in der Art, wie Abb. 6 zeigt. Allerdings muß, um eine ausreichende Wirkung zu erzielen, der Absaugestutzen tiefer herunterreichen oder durch seitliche herunterhängende Schirme verlängert werden, da erfahrungsgemäß bei einem Abstand der Mündung des Saugestutzens von der Staubquelle von mehr als 40 cm mit einer Wirkung nicht mehr zu rechnen ist.

2. Anfeuchten der Steine.

Eine Vorreinigung der angegebenen Art genügt jedoch meistens nicht, um die Bildung von Staub in ausreichendem Maße zu verhüten, besonders kann sie selbstverständlich nicht verhindern, daß beim Zerkleinern der Steine Staub entsteht. Man hat daher versucht, dies durch Befeuchten des Materials bei der Aufgabe mittels einfacher Brausen zu erreichen. Dies Verfahren hat sich aber nicht bewährt. Abgesehen davon, daß zur Erzielung eines ausreichenden Erfolges erhebliche Wassermengen erforderlich sind, welche häufig nicht zur Verfügung stehen, leidet auch das Erzeugnis, weil es, besonders bei starker Verunreinigung, durch das Wasser verschmiert, daher unansehnlich und für bestimmte Zwecke unbrauchbar wird. Kann bei dem Brausen mit einem erheblichen Wasserüberschuß nicht gearbeitet werden, so dringt durch die Lücken zwischen den einzelnen Strahlen der Brause noch so viel Staub, daß von einer merklichen Besserung nicht gesprochen werden kann.

Dagegen hat sich die Anbringung von Wasserzerstäubungsdüsen über dem Maul des Steinbrechers gut bewährt, um den hier entstehenden Staub niederzuschlagen. In diesen Düsen (Abb. 5a) wird durch einen im Innern festsitzenden Schraubengang das mit einem Druck von möglichst nicht weniger als 3 atü hindurchströmende Wasser in eine drehende

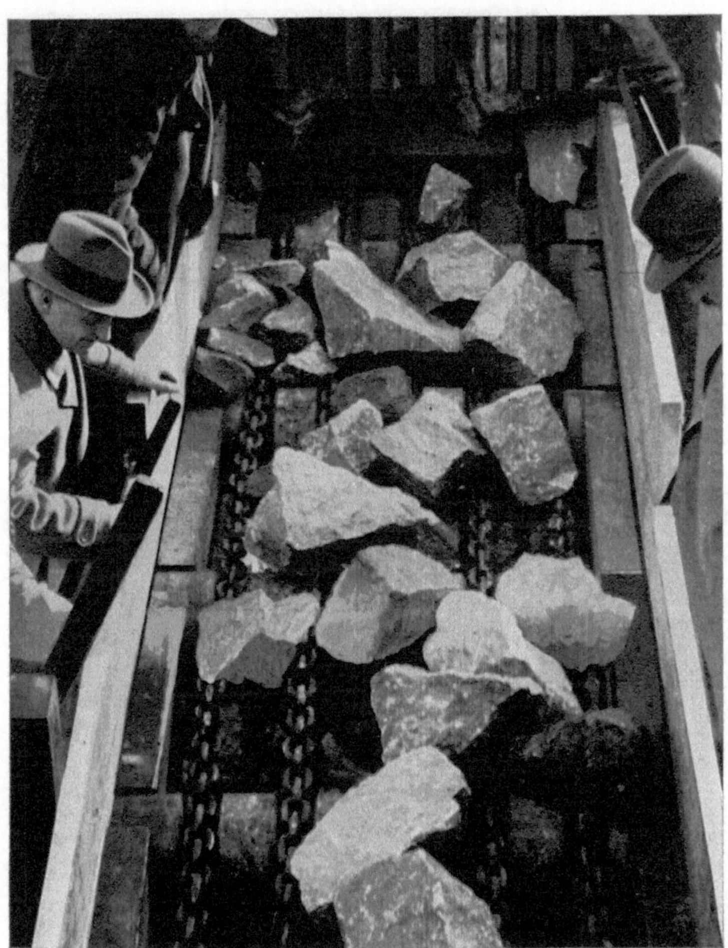

Abb. 4. Ketten-Beschickungs- und Sortierrost der Ibag in Neustadt.

Bewegung gesetzt, so daß es vermöge der Fliehkraft sofort nach Verlassen der Düsen in feinste Teile auseinandergerissen, also zerstäubt wird. Dadurch entsteht ein lückenloser Nebelschleier, der ein Austreten von Staub aus dem Brechermaul verhütet, ohne das Steinmaterial wesentlich zu befeuchten. (Abb. 5 b). Der Feinheitsgrad der Zerstäubung (Tropfengröße) wird bedingt durch Düsenleistung und Flüssigkeitsdruck. Je feiner die Zerstäubung ist, desto größer ist auch die erzielte Wasseroberfläche. Nach Angaben der Firma Gustav Schlick in Dresden benötigt z. B. ihre Kreiselkraft-Hochleistungsdüse, Modell M. N. I, 1/8 in der Minute nur 0,45 l Wasser mit einem Druck von 2 atü. Dabei wurde die Tropfengröße auf 0,11 mm festgestellt. Ein Liter Wasser ergibt 1430 Millionen

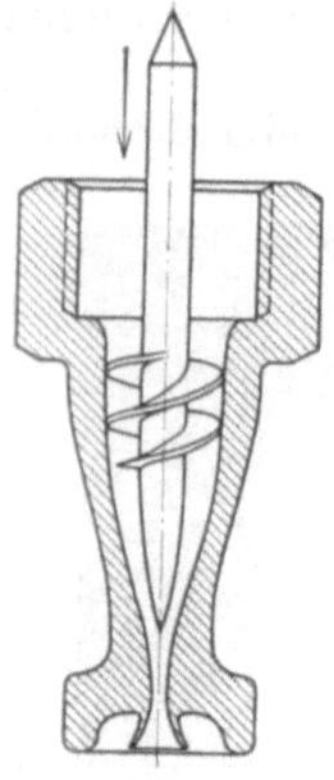

Abb. 5a. Längsschnitt durch eine Körtingsche Staubdüse.

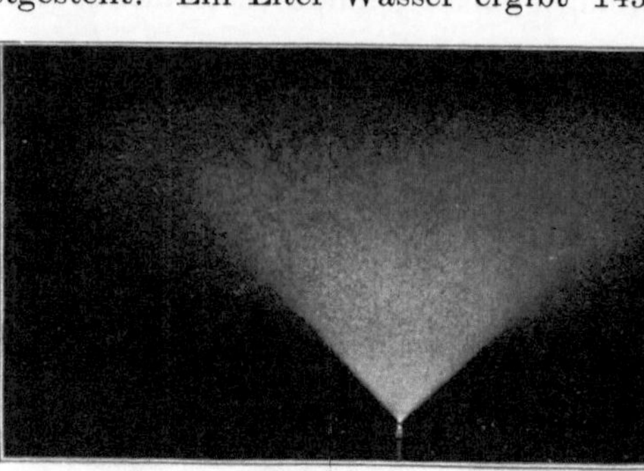

Abb. 5b. Staubdüse in Tätigkeit.

Tropfen, deren Oberfläche 5440 dm² beträgt. Durch Steigerung des Druckes auf 8 atü wird die Leistung auf 0,9 l erhöht, während die Tropfengröße auf 0,042 mm fällt. Die Tropfenzahl beträgt dabei

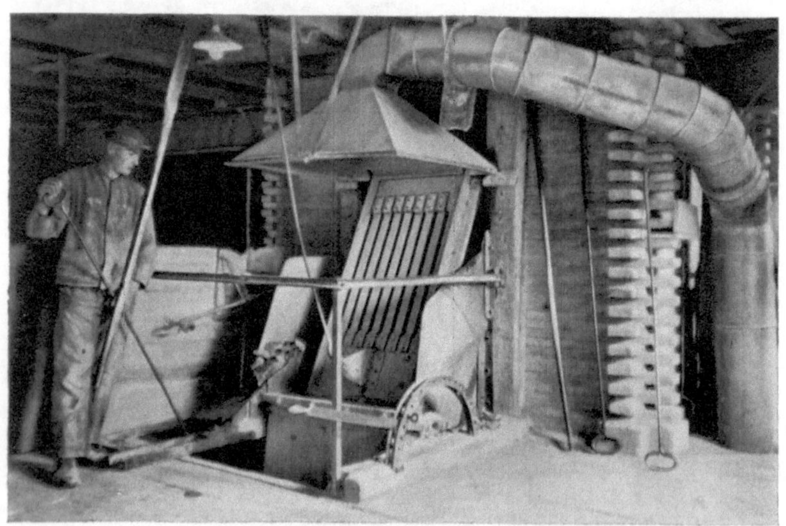

Abb. 6. Einwurf der Rohsteine in Brecher mit Staubabsaugung (Porphyrwerke in Weinheim-Schriesheim).

25900 Millionen und die erzielte Oberfläche 14349 dm². Es gelingt unter gewissen Bedingungen, die Zerteilung so weit zu treiben, daß der Wasserstaub einen Grenzzustand zwischen flüssiger und gasförmiger Form annimmt, den man als kolloidal bezeichnet. Eine weitere Steigerung der Leistung kann noch durch Zuhilfenahme von Druckluft erzielt werden. So wird durch einen Zusatzdruck von 0,5 atü die Oberfläche eines Liters zerstäubter Flüssigkeit auf 20300 dm² vergrößert.

Durch das Wasserzerstäubungsverfahren läßt sich wohl ein Teil des bei der Aufgabe des Materials und beim Zerkleinern im oberen Teile des Brechermaules entstehenden Staubes beseitigen, jedoch nicht der Staub, der sich im unteren Teile des Brechermaules vor allem in der Nähe des Auslaufes bildet und durch die Auswurföffnug in den Arbeitsraum tritt. Man kann aber durch die Wahl geeigneter Steinbrecher und die sorgsame Instandhaltung der Brecherwerkzeuge die Staubbildung auf ein unvermeidliches Mindestmaß zurückführen.

Daraus ergibt sich, daß die Bauart der Steinbrecher auch für die Vermeidung einer übermäßigen Staubentwicklung von Bedeutung ist. Es erscheint daher gerechtfertigt, die beiden gängigsten Bauarten zu besprechen.

Die wesentlichste Forderung, welche ein Unternehmer an den Steinbrecher stellt, ist die, daß das gebrochene Material dem mit der Hand hergestellten Steinschlag möglichst ähnlich ist. Es soll also kubisch, scharfkantig und frei von Haarrissen sein. Da aber die meisten der hier in Frage kommenden Gesteine mehr oder weniger dazu neigen, scherbig zu brechen unter Bildung von Splittern, Grus und Staub, wird bei der Bauart der Steinbrecher diesen Verhältnissen Rechnung getragen.

Die größte Verbreitung haben die sog. Backenbrecher gefunden; sie dienen vor allem zum Vorbrechen der Steine. Die Zerkleinerung des aufgegebenen Materials erfolgt zwischen zwei aus Hartguß gefertigten, mit einer Zahnung versehenen Brechbacken. Von diesen ist eine in dem Gehäuse des Brechers festgelagert, während die andere in einer Schwinge eingelassen ist, die je nach der Bauart in verschiedener Weise dagegen bewegt wird. Beide Brechbacken bilden einen keilförmigen, auch seitlich durch Keile abgeschlossenen Raum, Brechmaul genannt, der beim Schwingen der beweglichen Brechbacke unten abwechselnd enger oder weiter wird und das dazwischen befindliche Steinmaterial allmählich zerkleinert, bis es durch den unteren Spalt, der entsprechend der gewünschten Korngröße eingestellt wird, herausfällt.

Wesentlich für die Staubbildung im Backenbrecher ist die Bewegung der schwingenden Brechbacke. Ursprünglich wurde die Brechbacke durch einen Doppelkniehebel bewegt, der, wie aus Abb. 7a hervorgeht, durch einen Exzenter angetrieben wird. Dabei führt die schwingende Brechbacke eine Pendelbewegung in Form einer schwach geschweiften Linie aus; es ist also nur der untere Teil der Brechbacke, der sich der feststehenden Backe nähert und entfernt also allein arbeitet. Die Steine im Brechermaul werden somit nur zwischen den Backen gequetscht und zerspringen so, wie die Spaltbarkeit der Steine es zuläßt. Dabei schiebt sich das Material leicht nach oben, wobei nicht selten Steine aus dem Brechermaul herausfliegen und den die Steinzufuhr und das Arbeiten des Brechers überwachenden Arbeiter gefährden. Ferner läßt es sich auch nicht vermeiden, daß durch das mehrfache Zerquetschen zwischen den Brechbacken eine über das gewünschte

Maß hinausgehende Zerkleinerung des Gesteines eintritt mit starker Grus- und Staubbildung.

Eine große Anzahl von Maschinenfabriken ist daher dazu übergegangen, die Schwinge unmittelbar anzutreiben und nicht durch einen Arbeitsexzenter zu betätigen, wie Abb. 7b zeigt. Infolgedessen beschreibt die ganze lose Brechbacke eine elliptische Schwingkurve, welche im oberen Teile mehr kreisförmig, am unteren Ende dagegen mehr flacher ist. Hierbei übt sie infolge eines nach unten gehenden größeren Brechweges eine stark einziehende Wirkung auf das Material aus, das im Brechermaul sofort gefaßt und zwangsläufig nach dem Auslaufspalt gezogen wird. Dabei verläuft der Brechvorgang verhältnismäßig schnell, so daß mit einer vermehrten Brecherleistung vor allem eine starke Verminderung des Staub- und Grusanfalles erreicht wird.

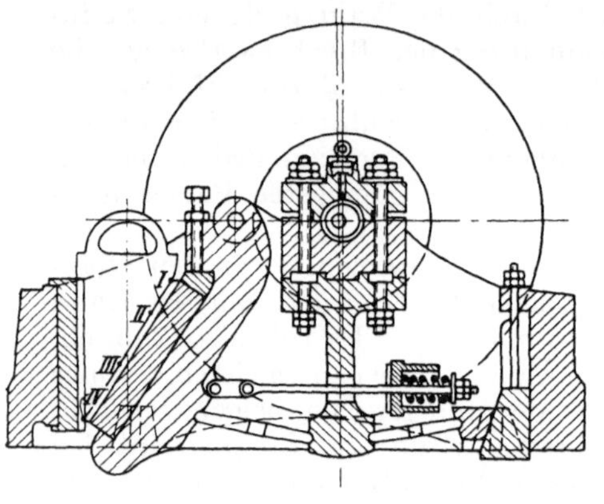

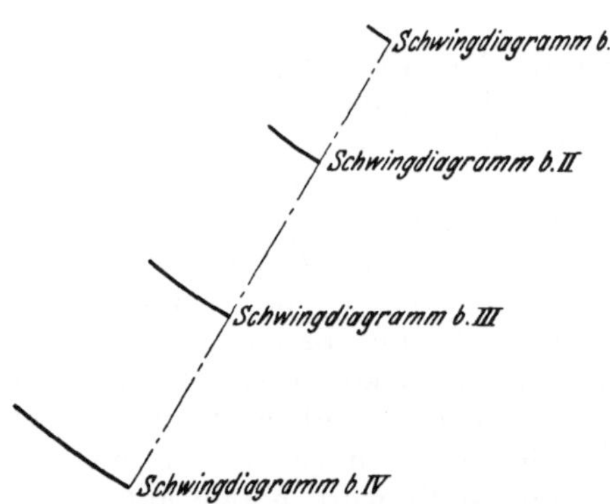

Abb. 7a. Schwingdiagramm eines Backenbrechers mit Kniehebel (Ibag, Neustadt).

Da diese Brecherart durch den Fortfall des Antriebsexzenters nur ein geringeres Beharrungsvermögen zur Überwindung der beim Brechen entstehenden Maximalstöße besitzt, hat die Firma M. Friedrich & Co. in Zwickau einen Backenbrecher mit doppelseitig schwingender und nach ihren Angaben reißender Brechschwinge ausgebildet (Abb. 7c). Die bewegliche Brechbacke ist anstatt auf einer Welle, an einen Exzenter aufgehängt, welcher von der Antriebswelle durch Zahnräder angetrieben wird. Hierdurch erhält nach Angabe des Herstellers die schwingende Brechbacke neben der einfachen pendelnden Bewegung noch eine doppelseitig schwingende und schlagreißende, derart, daß die schwingende Brechbacke im oberen Teil, in dem sie bei den gewöhnlichen Brechern ruhig hängt, entsprechend der Drehzahl fortwährend nach vorwärts, also nach der feststehenden Brechbacke zu schiebt, dann mit der vollen Länge der Brechbacke nach unten drückt oder reißt und sich dann wieder von unten heraus nach hinten und unten bewegt. Durch das Vorwärtsdrücken soll die Brechbacke den Rohstein fassen und ihn gegen die feststehende Brechbacke pressen, wodurch er nach allen Richtungen hin platzt. In diesem Augenblick, d. h. sofort nach dem Zusammenquetschen soll der Brecher die zusammengedrückte Masse in sich scharf aber dabei nur ganz kurz schlagartig nach unten reißen. Daraus ergibt sich nach Ansicht der Firma Friedrich, daß jeder Stein unabhängig von seinem Gefüge, vollkommen entzwei brechen muß, je nach der Einstellung des Brechers, und daß dabei ein gut durchgerissener Schotter erzielt wird. Bei anderen Brecherarten wird nur bei der Vorwärtsbewegung der Schwinge gebrochen, während bei dem Rückwärtsgange der Brecher fast leer läuft. Der Friedrichsche „Weltsteinbrecher“ soll dagegen dauernd arbeiten, so daß auch die Beanspruchung gleichmäßiger und der Wirkungsgrad größer ist; dazu soll bei diesem Brechverfahren auch der Anfall an Steinmehl und Staub verhältnismäßig gering sein, wie mir übrigens auch von Betriebsleitern wiederholt bestätigt wurde.

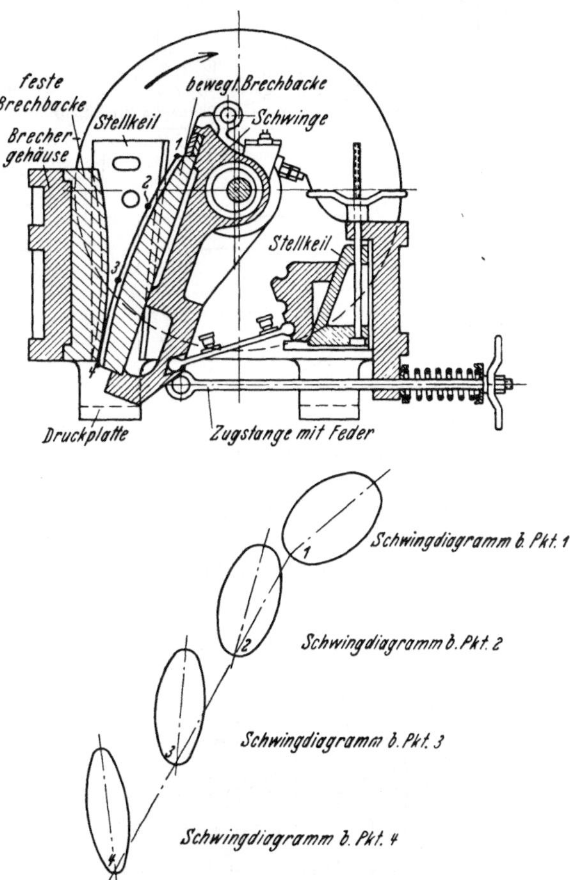

Abb. 7b. Schwingdiagramm eines Einschwingenbrechers ohne Antriebsexzenter (Ibag, Neustadt).

Die gleich günstige Wirkungsweise soll erreicht werden durch einen neuerdings patentierten Backenbrecher (DRP. 494038), dessen praktische Verwertung in Aussicht steht, wobei die schwingende Brechbacke gleichzeitig durch 2 Exzenter angetrieben wird, welche beide in der Backe gelagert und auf parallelen, mit derselben Umdrehungszahl angetriebenen Wellen befestigt sind.

Bei den Kreiselbrechern, auch Rund- oder Kegelbrecher genannt, schwingt ein in einer Kugelpfanne allseitig beweglich aufgehängter Brechkegel kreisförmig in einen zylindrisch oder konisch ausgebildeten Brechmantel (Abb. 8 u. 8b), so daß die Mittellinie der Achse einen Kegel beschreibt.

Da eine Drehbewegung des Brechkegels um seine Achse nicht stattfindet, wird das Brechgut zwischen Kegel und Mantel nicht zermalmt, sondern nur zerdrückt. Infolgedessen ist das Erzeugnis scharfkantig und von der gewünschten würfeligen Form, während der Anfall von Feingrus und somit von Staub nur gering ist.

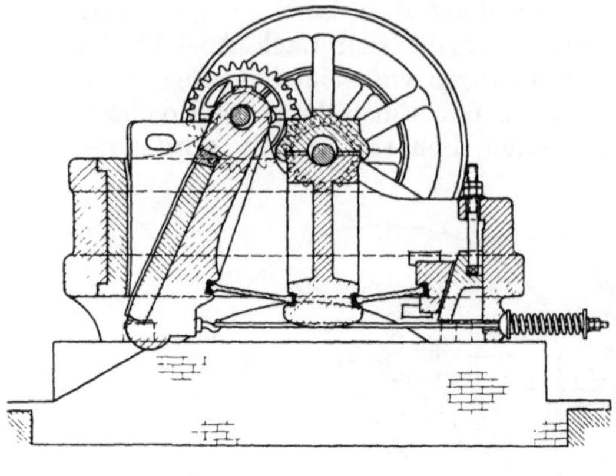

Es ist natürlich, daß sowohl Backen- als auch Kreiselbrecher nur solange befriedigend arbeiten, als die Brechwerkzeuge noch scharf sind. Mit zunehmendem Verschleiß der Brechkanten sinkt nicht nur die Güte des Erzeugnisses, sondern mit der steigenden Mahlwirkung nimmt auch die Staubbildung zu. Infolgedessen ist die gute Instandhaltung der Brechwerkzeuge

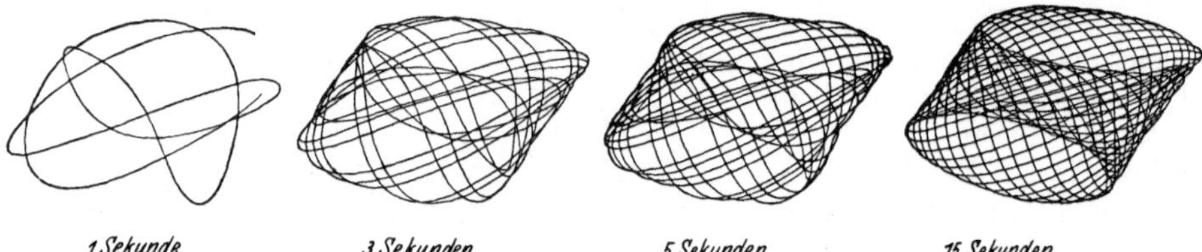

Abb. 7 c. Schwingdiagramm für Weltsteinbrecher der Maschinenfabrik M. Friedrich & Co. in Zwickau, mit doppelseitig schwingender Brechbacke.

wichtig für die Vermeidung von Staub im Steinbrecher. Dementsprechend müssen die dem Verschleiß ausgesetzten Teile, wie aus den vorstehenden Abbildungen ersichtlich ist, sämtlich leicht aus-

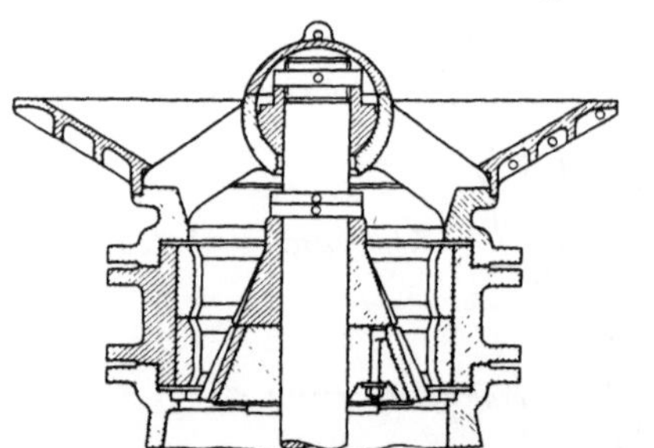

Abb. 8a. Kreiselbrecher mit zylindrischem Brechmantel

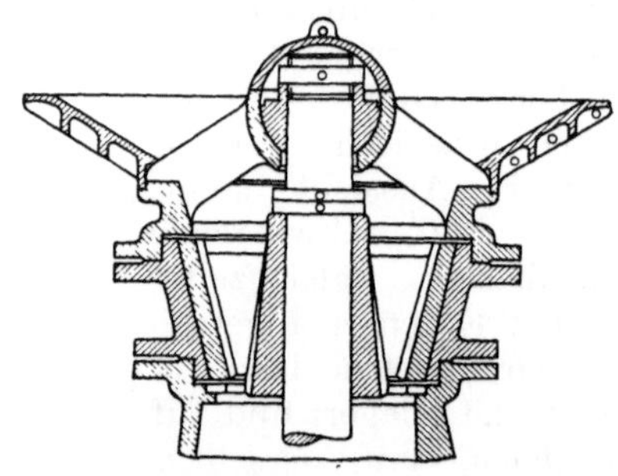

Abb. 8b. Kreiselbrecher mit konischem Brechmantel

(Maschinenfabrik Humboldt in Köln-Kalk).

wechselbar sein. Während das Auswechseln der Brecherbacken bei den Backenbrechern einfach und schnell durchführbar ist, nimmt es bei den Kegelbrechern mehr Zeit in Anspruch, weshalb die Backenbrecher trotz mancherlei Nachteile doch größere Verbreitung gefunden haben.

Bei den bisher bekannten Steinbrechern beginnt die Zertrümmerung des Gesteines bereits im oberen Teile des Brechermaules und endet erst am unteren Spalt des Brechraumes. Dabei werden neben groben Stücken auch schon im oberen Teile des Brechraumes kleine Stücke erzeugt, welche die gewünschte Größe des Bruchmaterials besitzen, zum

Teil sogar schon kleiner sind als dieses. Trotzdem erfolgt in unerwünschter Weise eine weitere Zerkleinerung dieser Stücke, weil sie auf dem Wege durch den Brechraum bis zum Austrittsspalt von den größeren Stücken aufgehalten und noch mehrmals dem Brechvorgang unterworfen werden. Dadurch wird die Leistung des Brechers beeinträchtigt und außerdem ein Teil des Gutes unabsichtlich über die gewünschte Korngröße hinaus zerkleinert und die Menge des anfallenden Gruses und Staubes vermehrt. Dieser Nachteil soll nach einer Erfindung von Dr.-Ing. P. H. Müller in Hannover (DRP. 464846) dadurch vermieden werden, daß in den Steinbrechern, sowohl Backen- als auch Kreiselbrechern eine oder beide Druckflächen, d. h. also sowohl die ruhende als auch erforderlichenfalls die bewegliche Druckfläche, zwischen denen das Material zerkleinert werden soll, mit Schlitzen versehen werden, durch welche das bereits zerkleinerte Gut den Brechraum verlassen kann, ohne gemeinsam mit den gröberen Steinen den Weg durch den Brechraum bis zum unteren Auslauf zurücklegen zu müssen.

Um den Steinschotter bereits vor dem Sortieren von noch anhaftendem Erdreich oder von Staub und von schon mehr oder weniger krümelig oder splitterig gewordenen Oberflächenteilchen zu befreien, wird der Schotter nach einem Verfahren der A.G. Eiserfelder Steinwerke in Eiserfeld (DRP. 490004) einem Reibungsprozeß mit gleichzeitiger Windscheidung unterworfen, und zwar durch die Bearbeitung in einer Schlagstiftmühle, durch welche ein Luftstrom derart hindurchgeführt wird, daß er axial in das Gehäuse eintritt und dabei die Schlagstiftkörbe allseitig umspült. Dabei trifft der Wind auf das den Körper verlassende, dem Reibungsprozeß bereits unterworfene Gut. Er wird daher dort auf das Steinmaterial zur Wirkung gebracht, wo die Stücke herabfallen, also räumlich voneinander getrennt sind. Infolgedessen kann der Wind ungehindert hindurchstreichen und alle kleineren und leichteren Teile mit sich fortreißen.

Beim Auslauf aus dem Brecher fällt das gebrochene Gut meist auf eine Rutsche oder in ein Becherwerk. Dabei entwickelt sich wieder viel Staub, der am besten unmittelbar an der Entstehungsstelle durch Absaugen beseitigt wird. Für die Bauweise der Entstaubungsanlage ergeben sich hierbei keine Schwierigkeiten, da der Rahmen des Brechers den Auslauf bereits umschließt und die Anbringung des Saugstutzens daher leicht durchführbar ist, wie aus Abb. 19 ersichtlich ist.

3. Die Staubbeseitigung bei den Sortiereinrichtungen.

Bei dem Trennen des Brechgutes nach Größe in den Sortiertrommeln findet die größte Staubbildung während des ganzen Arbeitsvorganges statt. Das in die Trommel fallende Material, das noch allen Grus und Staub enthält, wird sofort lebhaft durcheinander gewirbelt, wobei viel Staub entsteht. Noch mehr ist dies der Fall, wenn die ständig in Bewegung befindliche Steinmasse durch die sich drehende Trommel wandert, wobei durch die gegenseitige Reibung der Steine untereinander nicht die nur anhaftende Erde und Staub, sondern auch diese selbst, vor allem an den Kanten, abgerieben werden.

Es lag nun der Gedanke nahe, zur Beseitigung des Staubes den gesamten Siebtrommelraum dicht abzuschließen und durch mehrere Saugestutzen mit der Staubabsaugeleitung in Verbindung zu bringen. Alle dahin gehenden Versuche mußten jedoch erfolglos bleiben, weil der Raum von dem Überwachungspersonal öfters betreten werden muß und eine solche Raumentlüftung praktisch kaum möglich ist. Man ging daher dazu über, die Siebtrommel selbst völlig zu verkleiden und aus dem abgeschlossenen Raum die Luft kräftig abzusaugen, wie dies z. B. die Abb. 9 und 15 zeigen. In der dargestellten Anlage besteht die Verschalung völlig aus Eisenblech; die Wände sind so eingerichtet, daß sie nötigenfalls, z. B. beim Auswechseln von Siebblechen, leicht abgenommen und wieder angebracht werden können. Kleinere, um Scharniere drehbare Klappen ermöglichen die jederzeitige Überwachung der Trommel. Da die Arbeiter die Klappen nicht immer sorgfältig schließen, ist es notwendig, die Scharniere stets oben anzubringen so daß die Klappen von selbst zufallen und die Öffnung, wenn auch nicht vollständig, so doch wenigstens zum größten Teil geschlossen wird. Zur Sicherstellung einer ausreichenden Entstaubung ist überhaupt auf

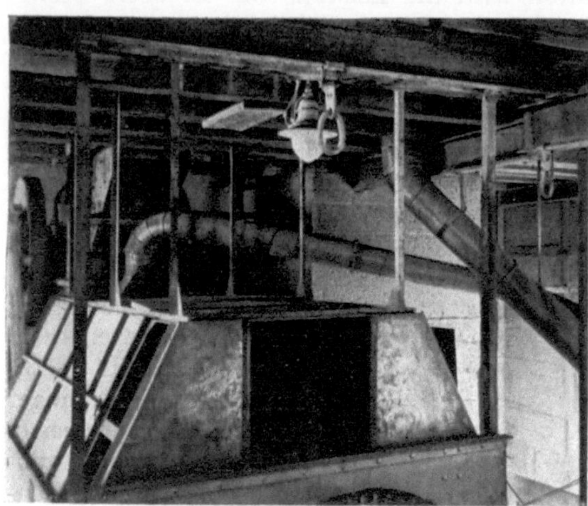

Abb. 9. Absaugung der völlig verkleideten Vortrommel und Entstaubung des Vorbrechers (Porphyrwerke in Weinheim-Schriesheim).

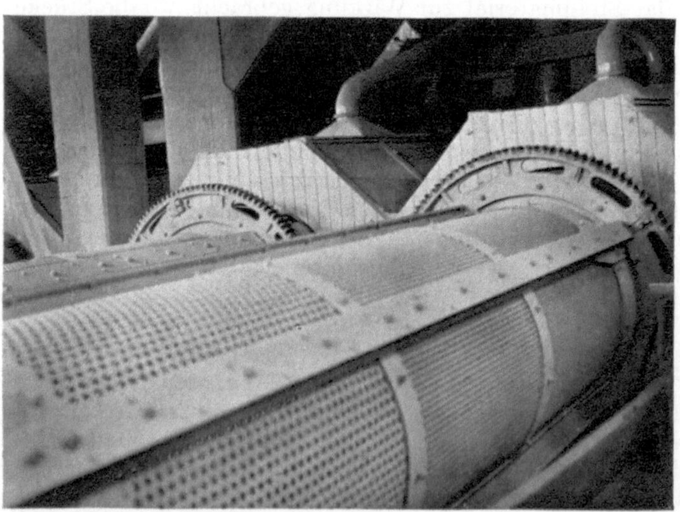

Abb. 10. Hölzerne Verkleidung der Siebtrommel (Rhein. Provinzial-Basaltwerk).

beste Instandhaltung der Verschalung und somit auf Vermeidung von unzulässigen Öffnungen, welche unerwünschte Nebenluft einströmen lassen, größter Wert zu legen. Nach meinen Erfahrungen, welche sich mit denen der Entstaubungsfirmen und einsichtiger Betriebsleiter decken, ist das Außerachtlassen dieser Grundforderung die Ursache des Versagens mancher kostspieligen Entstaubungsanlagen und des an sich unberechtigten Mißtrauens zahlreicher Steinbruchbesitzer gegen eine mechanische Entstaubung. Demgegenüber konnte bei einwandfreier Verschalung der Trommel festgestellt werden, welch hoher Grad der Staubfreiheit des gebrochenen Materials erreicht werden kann. Als

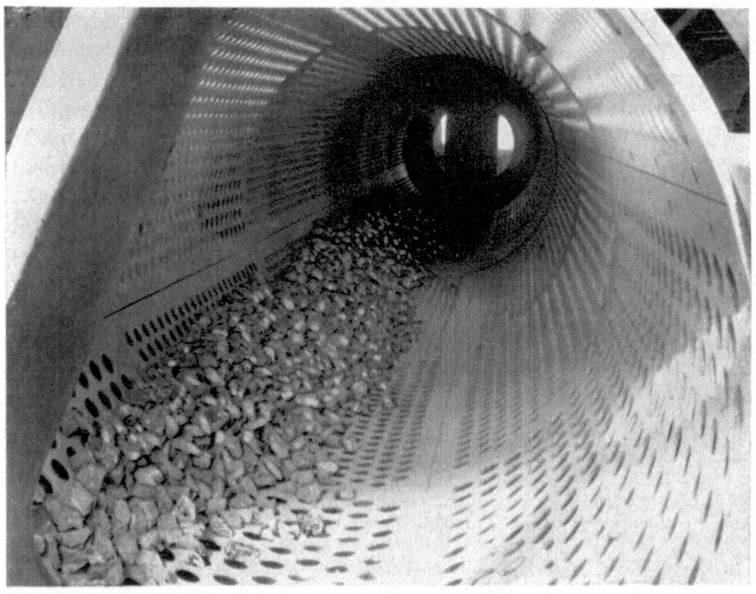

Abb. 11. Blick in das Innere einer Siebtrommel (Ibag, Neustadt).

zweckmäßig hat sich erwiesen — wie eine Anlage der Firma Danneberg & Quandt, Berlin im Basaltwerk Büchel der Rheinischen Provinzialverwaltung zeigt — einen Saugestutzen in das Innere der Siebtrommel zu führen und unmittelbar über dem einfallenden Material münden zu lassen. Da auf diese Weise bereits eine erhebliche Menge Staub abgefangen wird, so daß der Grobschotter bereits in hohem Maße staubfrei ist, genügt es, nur die feingelochten Teile der Siebtrommel zu verkleiden (Abb. 10). Die Verschalung besteht aus gut getrocknetem, astfreiem und gespundetem Holz, das zweckmäßig mit einem Leinölanstrich versehen wird. Sollten sich trotzdem im Laufe der Zeit Undichtigkeiten in der Verkleidung zeigen, so empfiehlt es sich, nach den bisherigen guten Betriebserfahrungen, sie im Innern mit Flanell zu bespannen. Zum Auswechseln der Siebe befinden sich auf beiden Längsseiten der Verkleidung Deckel, welche bequem abgenommen werden können. Werden zum Andrücken und Schließen der Deckel Vorreiber benutzt, so wird zweckmäßig auf der Reibfläche ein Eisenblech angebracht, da sonst der Verschleiß der Hölzer so stark ist, daß kein dichter Abschluß mehr möglich ist.

Zuweilen finden sich auch Verschalungen, welche trommelartig ausgebildet sind und bei denen die Haube aus einzelnen auseinandernehmbaren Teilen besteht. Die Befestigung erfolgt dabei meist durch Verschrauben. Die Verkleidung im ganzen zum Abnehmen herzurichten, empfiehlt sich nicht, da sie infolge ihres Gewichtes und ihrer Ausdehnung nur schwer beweglich ist.

Von wesentlicher Bedeutung ist die Stelle, an welcher der Absaugestutzen angesetzt wird. Wie Abb. 11 zeigt, nimmt die sich drehende Siebtrommel das Schotterband in der Drehrichtung mit nach oben, bis es sich von der Wand löst und zurückfällt, womit naturgemäß eine erhebliche Staubbildung verbunden ist. Es empfiehlt sich daher, wie es auch die meisten Maschinenfabriken machen, die Saugstutzen auf dieser Trommelseite, etwa in der Trommelmitte, anzubringen. Eine derartige empfehlenswerte Anordnung, welche ebenfalls aus Holz hergestellt ist, zeigt Abb. 12. Das Maul des Saugstutzens besitzt eine lange und schmale Form, die sich als zweckmäßig erwiesen hat. Dadurch wird eine gute Entstaubung der Siebtrommel erreicht.

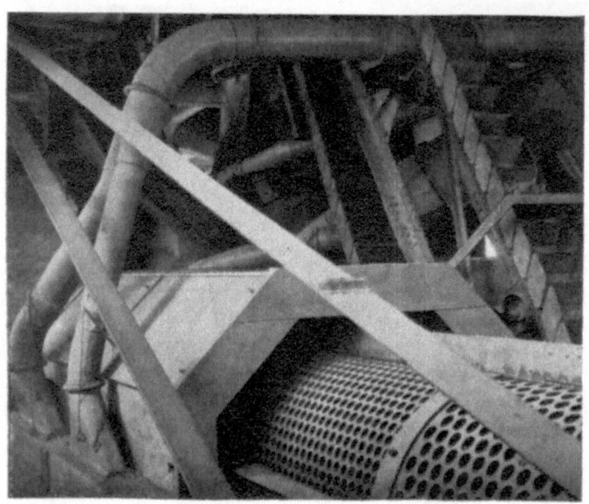

Abb. 12. Hölzerne Verkleidung der Siebtrommel mit breitmundigen Absaugestutzen (Rhein. Provinzial-Basaltwerke).

4. Die Staubbeseitigung bei der Herstellung von Splitt.

Die Herstellung des Splittes erfolgt meist im Zusammenhang mit Schotterbetrieben, doch finden sich auch Anlagen, welche ausschließlich Splitt herstellen. Als Ausgangsmaterial dient dabei meist der Überlauf aus der Schottertrommel oder bei Bedarf auch bereits sortierter Schotter aus den Vorratssilos. Zur Zerkleinerung werden sowohl besondere Backenbrecher, welche entsprechend der gewünschten Feinheit des Brechgutes eine besondere Schwingbewegung ausführen — Granulatoren genannt — als auch Kreiselbrecher, Walzwerke und Kugelmühlen verwendet.

Die Walzwerke (Abb. 13) besitzen zuweilen glatte, oft aber auch geriffelte Walzen, von denen eine beweglich ist. Die Zuführung des Materials erfolgt gewöhnlich aus Einschütttrichtern, welche mit einer Rüttelaufgabe verbunden sind, so daß eine ungleichmäßige Beschickung und eine Verstopfung des Walzwerkes nicht zu befürchten ist. Ob die

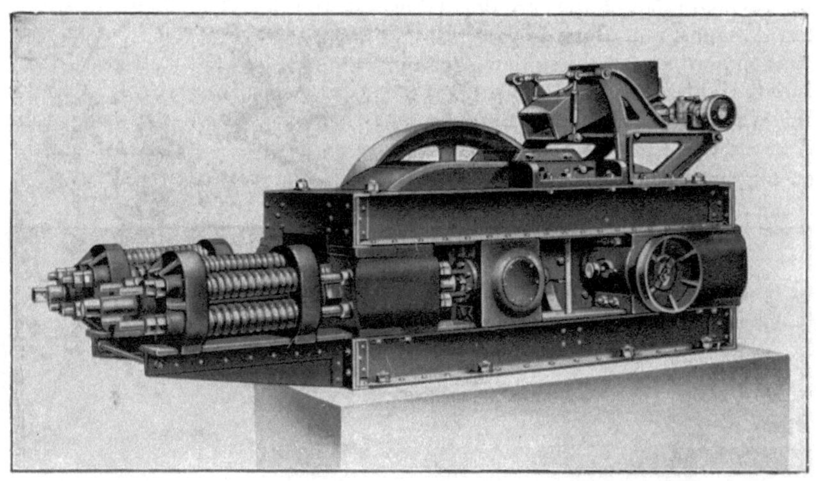

Abb. 13. Splitt-Glattwalzwerk (Dr. Gaspary & Co. in Markranstädt).

Walzen mit glattem oder geriffeltem Mantel ausgestattet werden, hängt von dem Gefüge des Brechgutes ab. Der Splitt soll möglichst würfelig sein und eine gleichmäßige Korngröße besitzen. Die Menge des zu fein gemahlenen Gutes und damit die Staubbildung soll möglichst gering sein. Da die Walzwerke meist von den Lieferfirmen mit einer Verkleidung versehen werden, ist die Absaugung des Staubes sehr erleichtert. Aber auch da, wo eine solche Verkleidung ursprünglich nicht vorhanden ist, läßt sich (vgl. Abb. 14) durch Anbringung eines Saugstutzens über den Walzen der entstehende Staub bequem und ausreichend entfernen.

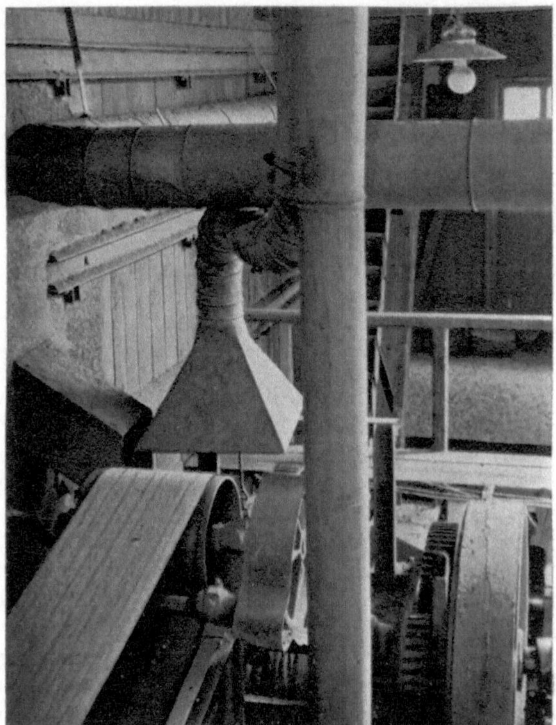

Abb. 14. Staubabsaugung bei Granulator (Werk Eudenberg der Basalt-AG., Linz).

Nötig ist, daß der Stutzen möglichst nahe an die Entstehungsstellen, im vorliegenden Falle an den Überlauf aus der Schottertrommel und den Abwurf von dem Förderband heranreicht.

Welche der verschiedenen Zerkleinerungsmaschinen nun Verwendung findet, richtet sich vor allem nach der Korngröße, welche verlangt wird. Bei einer Splittgröße von 5—25 mm ist ein Granulator vorzuziehen, während zur Erzeugung großer Mengen von Feinmaterial unter 5—7 mm im allgemeinen Walzwerke und Kugelmühlen benutzt werden.

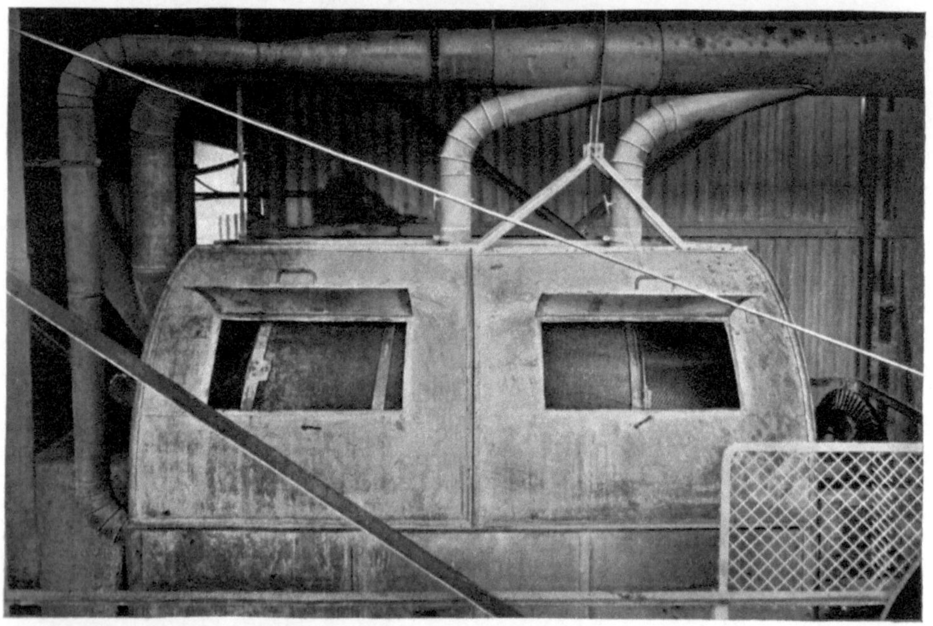

Abb. 15. Splitt-Siebtrommelverkleidung (Werk Eudenberg der Basalt-AG., Linz).

Es ist natürlich, daß bei der Herstellung von feineren Materialien erheblich mehr Staub entsteht, als in den gewöhnlichen Grobschotterbetrieben, und da gerade bei Splitt hohe Anforderungen an eine staubfreie Körnung gestellt werden, sind dementsprechend die Splittbetriebe bereits im großen Umfange mit Entstaubungseinrichtungen versehen. Das Aussieben erfolgte, bis in die letzte Zeit, ausschließlich in Siebtrommeln, welche zum Auffangen und Aufrühren des Staubes möglichst allseitig eingekapselt und mit der Staubabsaugeleitung verbunden sind, (Abb. 15.)

Ausgehend von amerikanischen Erfahrungen über die unzulängliche Ausnutzung der Siebfläche bei Drehsieben, ist man auch bei uns allmählich dazu übergegangen, das Sichten nach Größe, insbesondere bei dem Feinschotter und Splitt, auf waagerechten oder schwach geneigten Plansieben vorzunehmen, welche eine Rüttelbewegung ausführen (Abb. 16). Dabei überträgt eine mit hoher Umdrehungszahl sich bewegende, exzentrisch gelagerte Welle ihre Schwingungen auf einen sehr genau ausgewuchteten Siebkörper. Diese Schwingungen treten so kurz hintereinander auf, daß die Siebe eine ununterbrochene gleichmäßige Erschütterung aufweisen. Das Sieb hat keine toten Flächen, da der gesamte Siebkörper mitschwingt. Die Schwingungsstöße werden einerseits von dem ausgewuchteten Schwingrad, andererseits von vier starken Druckfedern, auf denen der Siebkörper ruht, aufgefangen. Der Tragerahmen des Siebes weist daher keine Erschütterungen mehr auf.

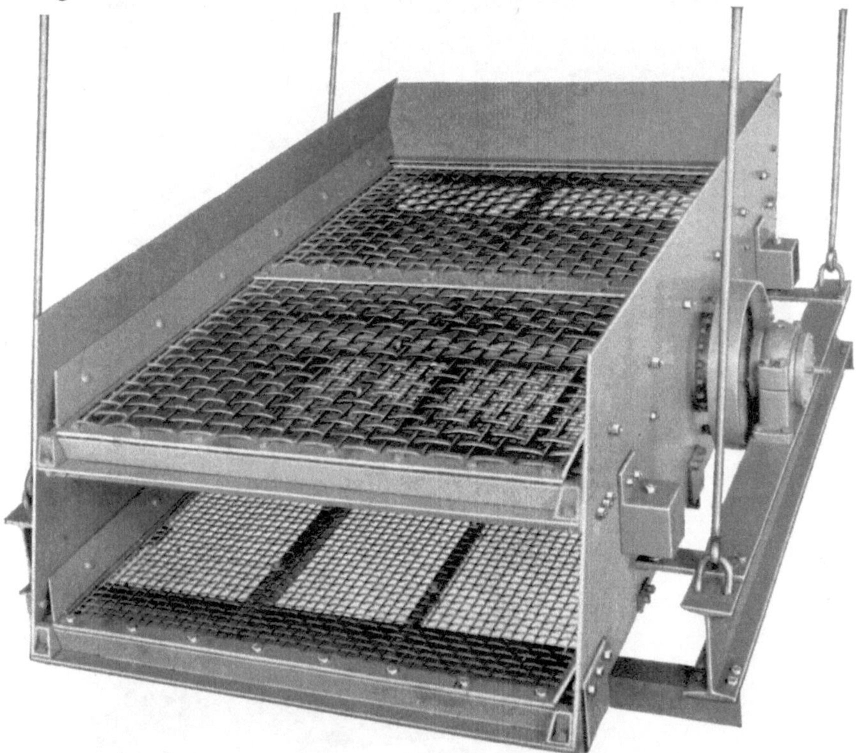

Abb. 16. Niagara-Schüttelsieb (Maschinenfabrik C. Haver & E. Boecker in Oelde).

Die Schwingungen des Siebes erfolgen entgegen der Bewegung des abzusiebenden Gutes, welches dabei ständig hochgeworfen wird. Hierdurch tritt schon in der Luft eine Auflockerung und eine Teilung nach Korngrößen ein. Die feineren und leichteren Teile bleiben dabei der Siebfläche am nächsten und fallen somit schneller durch. Neben einer gewissen Kraftersparnis haben die Rüttelsiebe auch den Vorzug, daß die einzelnen Steine bei dem Wandern über das Sieb sich weniger aneinander reiben und daß daher bei dieser Art der Sortierung eine Verminderung der Staubbildung möglich ist.

Die staubdichte Verkleidung dieser Schüttelsiebe läßt sich, wie aus den Abb. 17a und 17b ersichtlich ist, unschwer durchführen. Die bequem aufklappbaren Deckel ermöglichen ein schnelles Auswechseln der Siebe

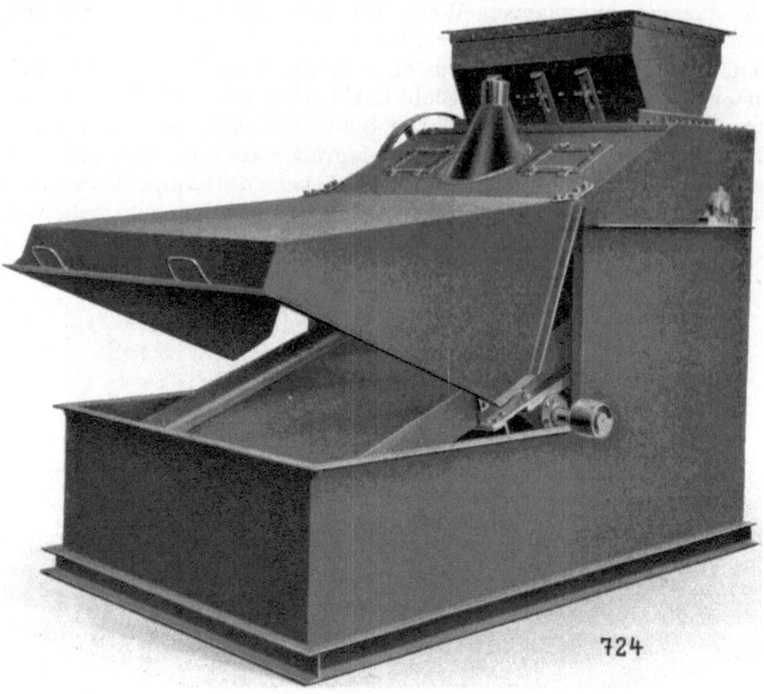

Abb. 17a. Schüttelsieb mit Blechverkleidung (Siebtechnik in Mülheim/Ruhr).

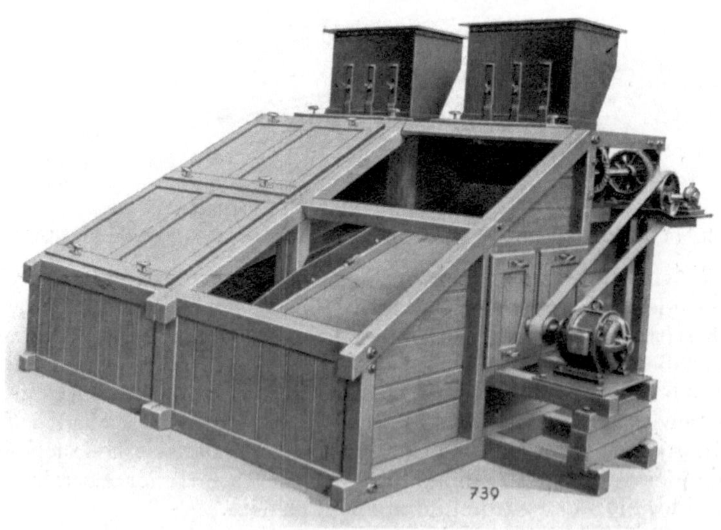

Abb. 17b. Schüttelsieb mit Holzverkleidung (Siebtechnik in Mülheim/Ruhr).

und eine gute Überwachung des Siebvorganges. Die Stutzen der Entstaubungsanlage sind auf dem festen Teile der Verkleidung angebracht. Während in Abb. 17a die Verschalung aus Blech hergestellt ist, zeigt Abb. 17b eine solche aus Holz. Im Gegensatz zu verschiedenen Maschinenfabriken, welche nach dem vorstehenden Siebverfahren zur Erzielung einer Trennung in eine größere Anzahl Körnungen zwei und mehr Siebmaschinen benötigen, können bei einem kürzlich von der Firma Krupp-Grusonwerk in Magdeburg herausgebrachten Schnellschüttler (Abb. 18) in einem Arbeitsgang fünf verschiedene Korngrößen erreicht werden. Dabei sortieren die obersten Siebflächen das Aufgabegut in Fein- und Grobkörner vor. Dem Schnellschüttler wird eine besonders staubfreie Absiebung, selbst der kleinsten Kornklassen nachgerühmt.

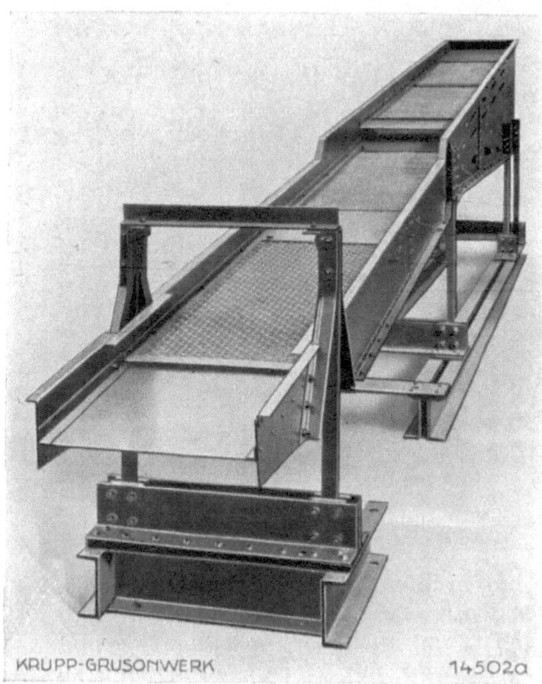

Abb. 18. Schnellschüttler (Krupp-Grusonwerk in Magdeburg).

Ein neuartiges Verfahren zum Trennen des Stückgutes nach der Korngröße, unter möglichster Vermeidung der Reibung des Steinmaterials auf seiner Wanderung über die Siebfläche und der dadurch bedingten Staubbildung, besteht in einem Auskämmen der Steine nach dem DRP. 478721. Dabei bewegt sich das Gut durch eine schwach geneigte Schüttelrinne, während eine kammartig, mit Stahlfingern versehene Welle sich in der Bewegungsrichtung des Gutes über der Rinne dreht. Der Abstand der einzelnen Zinken untereinander ist derart bemessen, daß zunächst die größten Steine erfaßt und über den Rand der Rinne gehoben werden, so daß sie in die darunter befindlichen Silos fallen. Auf diese Weise werden die verschiedenen Korngrößen nacheinander aus dem Steinstrom ausgekämmt, bis schließlich der feinkörnigste Teil des Materiales am Ende der Rinne abgegeben wird.

5. Die Staubbeseitigung bei den Fördereinrichtungen.

Nach Möglichkeit sind die einzelnen Arbeitsmaschinen der Schotterwerke so aufgestellt, daß das Arbeitsgut über Rutschen der Weiter-

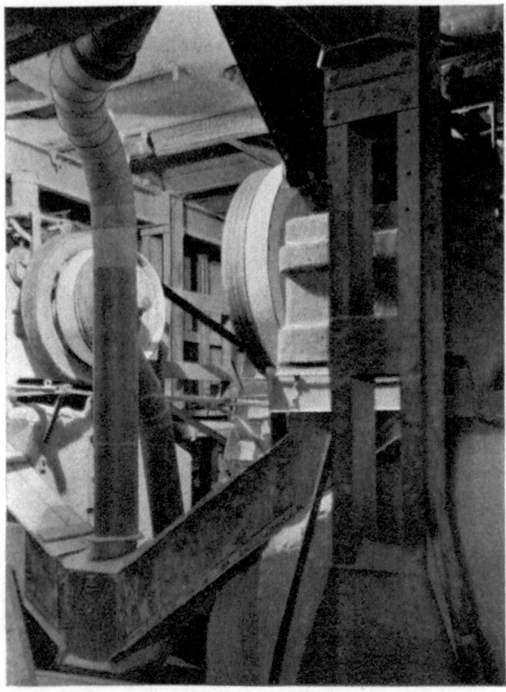

Abb. 19. Staubabsaugung des Brechers und des Elevatoreinlaufes (Porphyrwerke Weinheim-Schriesheim).

verarbeitung zugeführt werden kann (Abb. 19). Sie stellt eine kastenförmig ausgebildete zweckmäßige Rutsche, die von einem Brecherauslauf zu einem Becherwerk führt, in Verbindung mit der Staubabsaugung dar.

Ist das Arbeitsgut von unteren nach oberen Geschossen zu befördern, benutzt man hierzu, sofern es sich um Grobschotter handelt, meistens Becherwerke (Elevatoren). Es ist natürlich am besten, die Becherwerke in ihrer ganzen Ausdehnung zu verschalen (möglichst mit Holz), wie Abb. 20 zeigt, wenn auch nur im Schöpftrog und am Auswurf mit einer Staubbildung zu rechnen ist. Bei schrägen Becherwerken stößt die Ummantelung der Laufbahn wegen der Gefahr einer Verstopfung auf Schwierigkeiten. Hier begnügt man sich damit, den Aufgabeschütttrichter und die Auslaufhaube an die Staubabsaugung anzuschließen, wie aus Abb. 24—26 zu ersehen ist.

Zur Beförderung des Arbeitsgutes in waagerechten oder schwach geneigten Ebenen bedient man sich im steigenden Umfange der Förderbänder aus Balata oder Gummi (vgl. Abb. 14), doch werden auch eiserne Plattenförderbänder (vgl. Abb. 21), besonders für steil ansteigende Förderung benutzt. Sofern hierbei die Bordwände noch durch Querleisten ver-

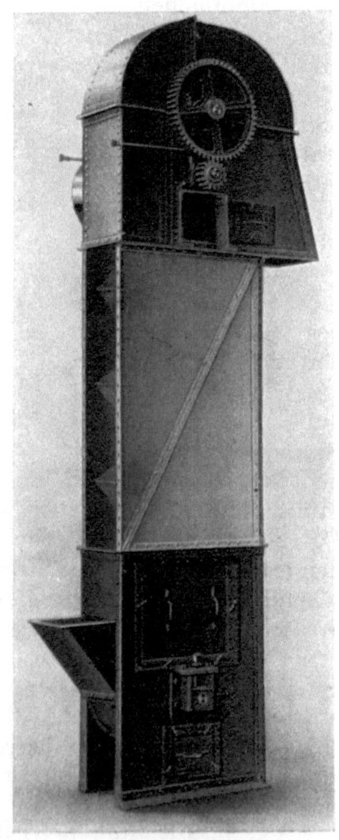

Abb. 20. Becherwerk mit Verkleidung (Dr. Gaspary & Co. in Markranstädt).

bunden sind, läßt sich damit eine becherartige Wirkung erzielen, welche die Leistungsfähigkeit der Bandanlage wesentlich steigert. Daneben benutzt man zum Bewegen in waagerechter Richtung Förderrinnen, welche ähnlich wie die Schüttelsiebe angetrieben werden. Die Entstaubung der Aufgabestelle einer solchen offenen Rinne zeigt Abb. 22.

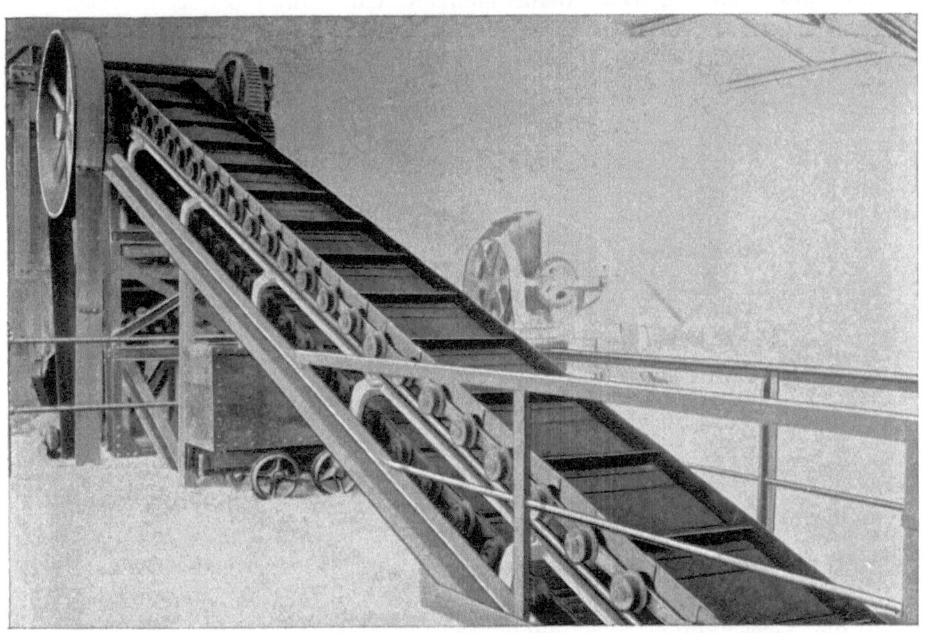

Abb. 21. Plattenförderband (Amme-Luther-Seck-Werke in Braunschweig).

Da bei besonders langen Rinnen durch die Bewegung und Reibung des Fördergutes untereinander eine gewisse Staubbildung unvermeidbar ist, empfiehlt es sich, wie in Abb. 23 dargestellt, die Rinne staubdicht einzukapseln.

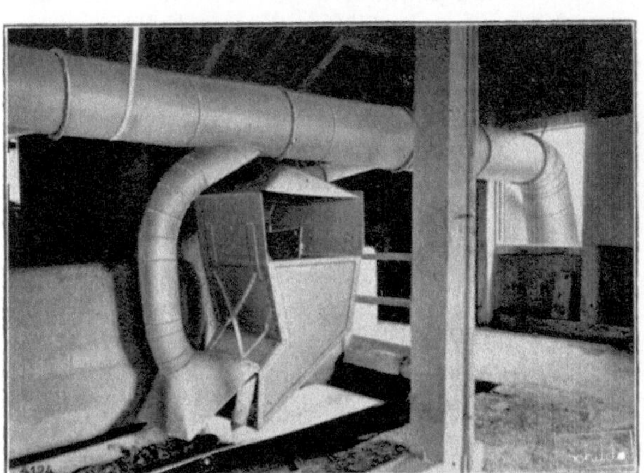

Abb. 22. Schotteraufgabe auf Förderrinne mit Entstaubung (Benno Schilde in Hersfeld).

6. Die Staubbeseitigung bei den Abfüllvorrichtungen der Silos.

Solange die Staubbeseitigung in den Schotterbetrieben noch nicht den Grad der Vollkommenheit erreicht hat, wie etwa in den besser eingerichteten Zementwerken, ist es nicht zu vermeiden, daß der gesiebte Schotter und Splitt noch gewisse Beimengungen von Staub besitzen, welche

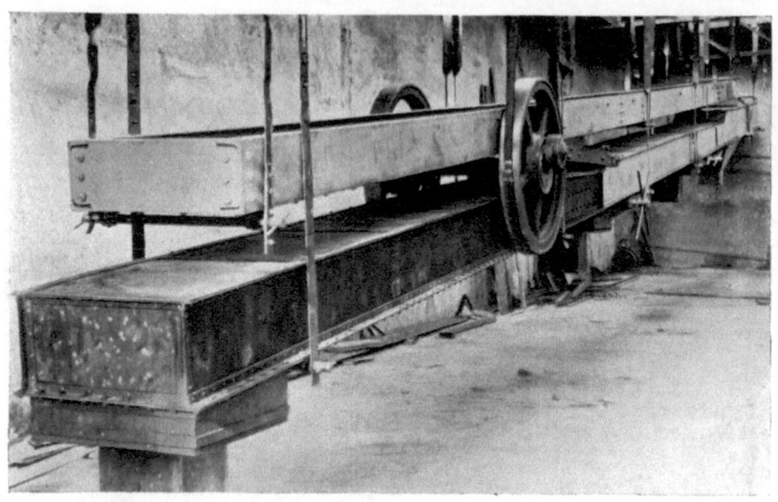

Abb. 23. Förderrinne mit staubdichter Verkleidung (K. Merz in Tiengen).

sich beim Abziehen des Materials aus den Vorratssilos zur Beförderung an die Verwendungsstelle unangenehm bemerkbar machen können. Liegen die Auslaufstellen in einer Außenwand der Schotteranlage an einem Verladegleis, wie es in Abb. 1 dargestellt ist, wird der Auslauf als möglichst lange Rutsche mit hochziehbarer Schnauze (Abb. 24) ausgebildet, über welche das Material ohne größeren freien Fall in den Beförderungswagen gleitet, ohne dabei Anlaß zu stärkerer Staubbildung zu geben. Verschiedentlich sind die Böden der Ausläufe durchlocht oder rostartig ausgebildet, so daß etwaiger Staub und Grus durchfallen können.

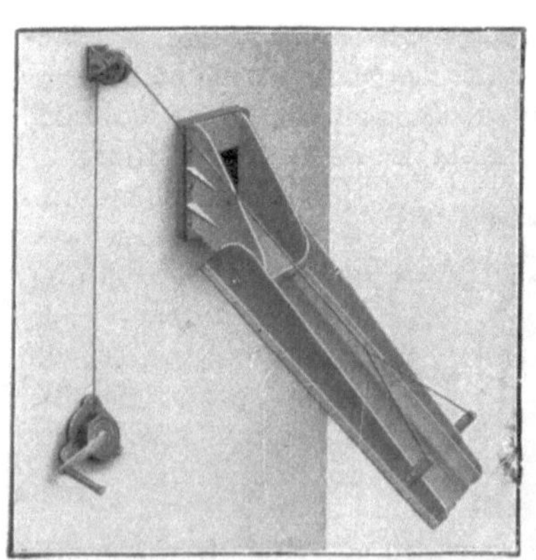

Abb. 24. Hochziehbarer Silo-Auslauf (Dr. Gaspary & Co. in Markranstädt).

Meist jedoch befinden sich die Siloverschlüsse am tiefsten Punkte der Silos innerhalb des Brechergebäudes. Dabei sind die Räume aus baulichen Gründen für die Siloanlage so eng und niedrig gehalten, daß schon eine geringe Staubbildung beim Abziehen für die Arbeiter unerträglich werden kann. In solchen Fällen ist es unbedingt erforderlich, diesen Staub zu beseitigen. Brauseeinrichtungen, welche zwangsläufig mit dem Siloverschluß derartig verbunden sind, daß beim Öffnen des Verschlusses die Brause in Tätigkeit tritt, haben sich nicht voll bewährt. Eine zweckmäßige Vorkehrung zur Staubbeseitigung stellt Abb. 25a dar. Der Hebel der schrägen Siloklappe ist so mit dem Drehschieber einer Staubsaugeleitung verbunden, daß beim Öffnen des Siloverschlusses auch der Schieber der Saugeleitung geöffnet wird. Ist die Saugwirkung genügend stark und der Saugstutzen richtig angebracht, so wird der beim Abfüllen der Steine entstehende Staub so weit abgesaugt, daß keine Belästigung des die Anlage bedienenden Arbeiters mehr zu befürchten ist.

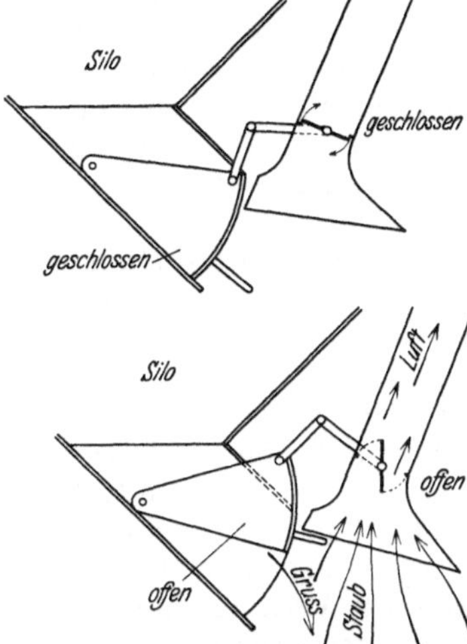

Abb. 25. Staubabsaugung an Silo-Auslauf (Schotterwerk Stoffel der Basaltwerke J. G. Adrian in Oberkassel).

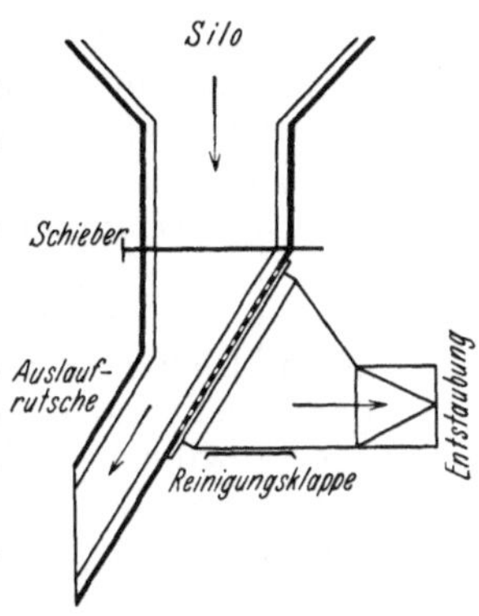

Abb. 25 b. Entstaubung einer Splittabzugsvorrichtung (Carl August-Hütte, Euskirchen).

Eine ebenfalls beachtenswerte Einrichtung zum Erfassen der letzten Reste von Staub beim Abziehen von Schotter und Splitt ist von der Carl-August-Hütte in Euskirchen für das Schotterwerk Wilmeroth der Westerwaldbrüche in Bonn geliefert worden. Wie Abb. 25b zeigt, ist unter dem aus Lochblech gebildeten Boden der Auslaufrutsche aus dem Splittsilo der Stutzen einer Staubabsaugeleitung angebracht. Um einen allzu starken Verschleiß des Lochbleches und ein Verstopfen der verhältnismäßig kleinen Öffnungen zu vermeiden, empfiehlt es sich, über den Siebboden einen der Korngröße des abzuziehenden Materiales entsprechenden Schutzrost anzubringen. Bei dieser Art der Entstaubung ist es vor allem notwendig, den Querschnitt der Rutsche möglichst breit zu gestalten, damit das Material in dünner Schicht abfließen kann. Denn sobald die Steinschlagschicht eine gewisse Dicke erreicht, ist, je nach dem Grade der Feinheit

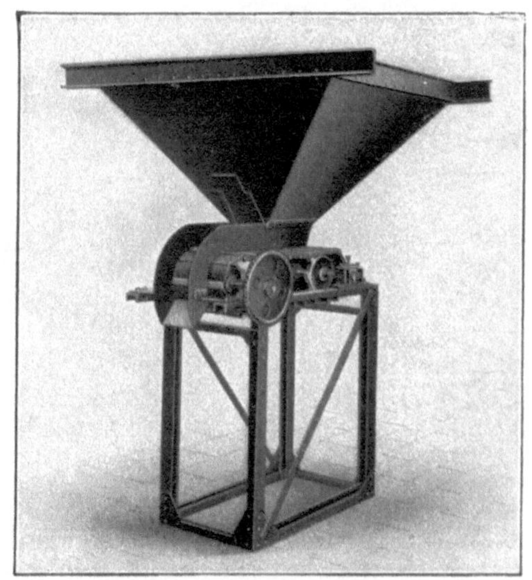
Abb. 26. Material-Abzugsvorrichtung (Dr. Gaspary & Co. in Markranstädt).

des Materials, mit einer Abführung des Staubes aus den dem Saugestutzen abgekehrten Schichten kaum zu rechnen, so daß die Gesamtwirkung nur unvollkommen bleibt. Da, besonders bei feinem Material, durch die Löcher des Siebbodens auch kleine Steinchen durchfallen, die zu schwer sind, um durch den Saugzug abgeführt zu werden, so lagern sich zuweilen erhebliche Mengen dieses Gruses unmittelbar am Anfang des Saugrohres ab und verstopfen die Leitung, sofern der Abfall nicht regelmäßig durch die angebrachte Reinigungsöffnung entfernt wird.

Werden zum Entleeren von Silos mechanische Vorrichtungen (Bandspeiser) verwendet, lassen auch diese sich leicht mit einer Entstaubungsanlage in Verbindung bringen (Abb. 26).

7. Waschen des Schotters und Splitts.

Steinbruchbetriebe, deren Material mit Lehm und Ton stark verunreinigt ist, und von diesen vor allem solche, welche die Steine mittels Bagger gewinnen und eine Vorsortierung mit Hand nicht vornehmen, sind kaum in der Lage, mit den üblichen Entstaubungsmethoden ein einwandfreies Erzeugnis zu liefern. Die anhaftenden Verunreinigungen können so erheblich und feucht sein, daß selbst besondere Trockenvorrichtungen in der Siebtrommel z. B. (offenes Koksfeuer) nicht ausreichen, um die Erdfeuchtigkeit so weit auszutreiben, daß ein Verschmieren des gebrochenen Materials vermieden wird. In solchen Fällen wird das Gut nach dem Verlassen des Brechers einer Wäsche unterzogen, sofern die nötigen Wassermengen zur Verfügung stehen; man rechnet je nach dem Grade der Verschmutzung mit einer Wassermenge von 0,5—3 cbm für jedes Kubikmeter Rohmaterial. Bei der weiteren Verarbeitung der gewaschenen und daher feuchten Steine kann kein Staub mehr entstehen. Der im Brecher auftretende Staub wird in der weiter vorne angegebenen Weise durch zerstäubtes Wasser niedergeschlagen. Bei geringerer Verschmutzung des Rohgesteins genügt eine Befeuchtung mittels einer Brause, wie sie z. B. von der Firma Friedrich Krupp, Gruson-

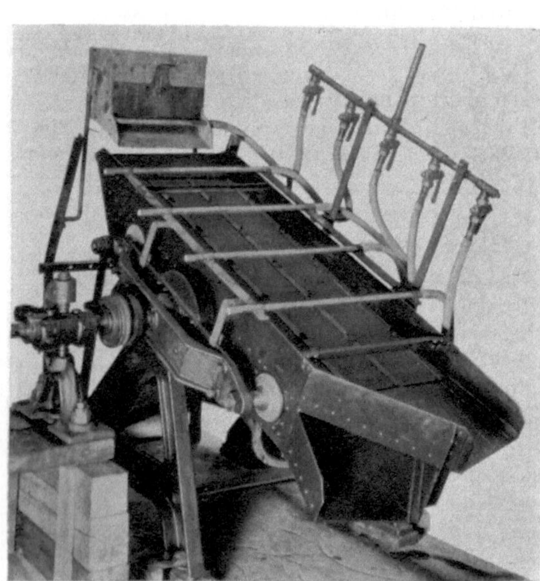

Abb. 27. Schüttelsieb mit Waschvorrichtung (Krupp-Grusonwerk in Magdeburg).

werk in Magdeburg (Abb. 27) an ihren Schwingsieben angewendet wird.

Bei sehr starker oder fest anhaftender Verschmutzung ist eine gründliche Reinigung nur in besonderen Waschmaschinen möglich und

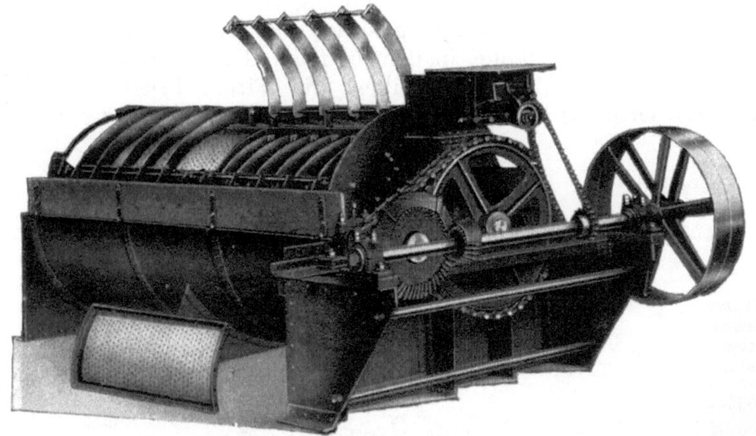

Abb. 28a. Unterwasser-Wasch- und Sortiermaschine (Dr. Gaspary & Co. in Markranstädt).

zwar in Unterwasser- und Gegenstromwaschmaschinen (Abb. 28a und b). Die Arbeitsweise der Unterwasser-Wasch- und Siebmaschinen besteht darin, daß in einem Wasserbade mit zu- und abfließendem Wasser eine Sieb- oder Waschtrommel mit äußeren Schneckengängen sich

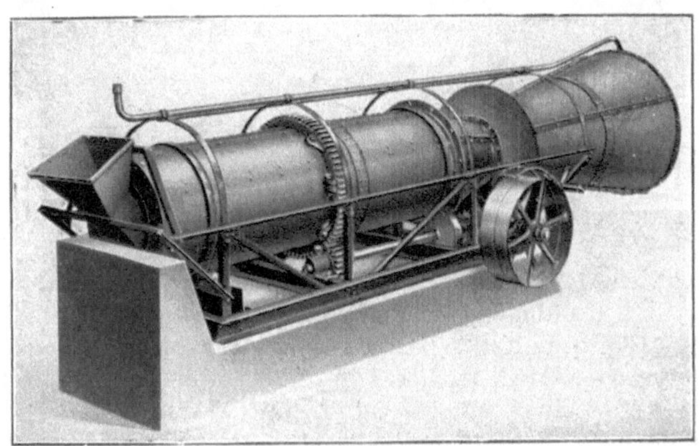

Abb. 28b. Gegenstrom-Wasch- und Sortiermaschine mit Außensortierzylinder (Dr. Gaspary & Co. in Markranstädt).

dreht, welche das Waschgut unter Wasser verschiebt und der Austragsvorrichtung zuführt.

Bei den Gegenstromwaschmaschinen, welche meist mit einem außerhalb der Wascheinrichtung liegenden Sortierzylinder ausgestattet sind, wird das schmutzige Material in das untere Ende einer sich langsam drehenden Trommel eingeführt, deren Achse einen Neigungswinkel von etwa 10° besitzt, zuweilen auch ganz waagerecht gelagert ist. Über das an der inneren Trommelwandung angebrachte Schraubensieb wandert das Material dann dem an dem oberen Trommelende eintretenden Wasserstrom entgegen, derart, daß es beim Verlassen der Trommel und beim Übergang in den Sortierzylinder nur mit reinem Wasser in Berührung kommt und daher völlig sauber in den Sortierzylinder gelangt, in dem es nach Größe getrennt wird. Zur Unterstützung der Waschung bildet die Firma Friedrich & Co. in Leipzig die Öffnung des Trommelbodens am Auslaufende des Schmutz-

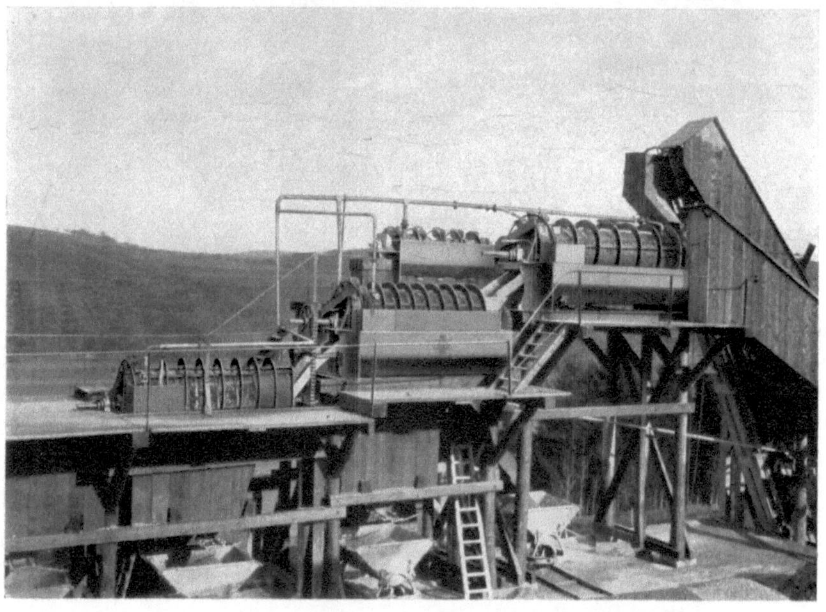

Abb. 29. Schotter- und Splitt-Waschanlage — ausgeführt von der Maschinenfabrik Excelsior in Stuttgart.

wassers nicht rund, sondern eckig aus. Dadurch wird nach ihrer Angabe in der sich drehenden Waschtrommel das Wasser einmal zurückgehalten und dann plötzlich stoßweise zum Abfluß gebracht. Somit entsteht ein kräftiger Wellenschlag, der den Waschvorgang beschleunigt. Die Gesamtansicht einer Schotter- und Splittwaschanlage zeigt Abb. 29.

Ein erheblicher Nachteil des Waschens liegt jedoch darin, daß im Winter die Anlagen nicht benutzt werden können, weil die Gefahr besteht, daß Frostwetter eintritt und dann die ganze Waschanlage einfriert. Abgesehen von dem zum Teil erheblichen Wasserverbrauch ergeben sich zuweilen auch bei der Reinigung der Waschwässer, die vorwiegend in Absitzbecken erfolgt, Schwierigkeiten, deren Beseitigung praktisch kaum oder nur unter Aufwendung unverhältnismäßig hoher Kosten möglich ist. Da bei der Größe der Abwassermengen und der langen Zeitdauer, welche das Wasser benötigt, um die gelösten Stoffe ausreichend niederzuschlagen, umfangreiche Anlagen erforderlich sind, scheitert häufig ihre Ausführung am Platzmangel, besonders wenn ein kleiner Vorfluter einen besonders hohen Grad der Reinigung der Abwasser erforderlich macht.

C. Die besonderen Einrichtungen zum Absaugen des Staubes.

1. Die Rohrleitungen.

Von einer oft unterschätzten Bedeutung für die Güte und Wirkung einer Entstaubungsanlage sind die Gestalt und die Abmessungen der Rohrleitungen und die Leistungen der Lüfter (Ventilatoren), die im richtigen Verhältnis zueinander stehen müssen. Leider hat diese Erkenntnis sich noch nicht in dem erforderlichen Maße durchgesetzt; es könnte sonst nicht vorkommen, wie wiederholt festgestellt werden mußte, daß Betriebsunternehmer anderwärts abgebaute Entstaubungsanlagen oder auch nur Teile derselben erwerben, um damit ihre Schotteranlage zu entstauben. Daß diese häufig für andere Stoffe, Holzspäne, Textilfasern, Ton u. dgl. benutzten Anlagen sich für den Gesteinsstaub und die besonderen Verhältnisse des Werkes trotz erheblicher Aufwendungen für Umbauten meist nicht eigneten und daher eine nur mangelhafte Wirkung hatten, ist einleuchtend. Grundsätzlich dürften nur solche Entstaubungseinrichtungen eingebaut werden, welche auch einer rechnerischen und praktischen Nachprüfung der Einrichtung der Saug- und Druckleitungen sowie der Leistung des Lüfters standhalten. Die Ausführung sollte daher nur anerkannten Sonderfirmen übertragen werden, welche höchsten Wirkungsgrad bei niedrigstem Stromverbrauch und angemessenen Beschaffungskosten gewährleisten. Da die Betriebsleiter in der Lage sein sollten, ihre Staubabsaugungsanlage selbst rechnerisch nachzuprüfen, möchte ich auf einen Aufsatz des Oberingenieurs Hans Rudolf Karg in Heft 49/50 des 52. Jahrganges des „Gesundheitsingenieurs" verweisen, in dem eine Anlage als Musterbeispiel durchgerechnet ist.

Die Rohrleitungen sind meist aus verzinktem Eisenblech oder aus Schwarzblech durch Falz oder Schweißung luftdicht angefertigt. Zur Vermeidung eines äußerst schnellen Verschleißes durch den scharfen Gesteinsstaub dürfte es sich empfehlen, besonders zu den Krümmern nur Stahlblech zu verwenden. Rohre unter 75 mm sollten wegen des hohen Reibungswiderstandes und der Gefahr einer Verstopfung durch abgelagerten Staub nicht verwendet werden. Die Wandstärke der Rohre schwankt zwischen 0,5 und 1,5 mm bei einer Länge von 3—5 m. Die Verbindung der einzelnen Rohre miteinander erfolgt auf verschiedene Weise. Die einfachste Art der Stoßverbindung ist die Bördelung (Abb. 30a). Eine kräftigere Verbindung stellt die Sickenspannschelle dar (Abb. 30b). Bei dieser werden die beiden gebördelten Rohrenden durch eine in der Mitte mit einer Sicke versehene Spannschelle zusammen-

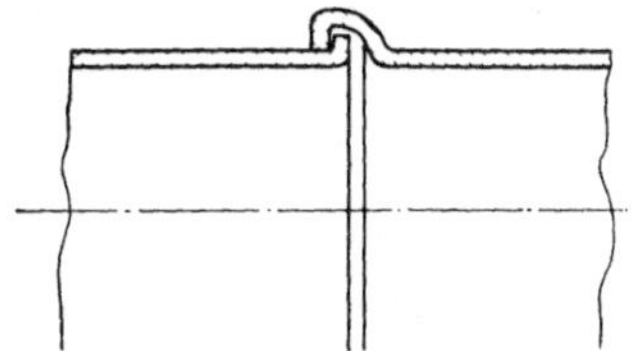

Abb. 30a. Gebördelter Stoß.

gehalten. Die Schelle selbst wird durch Schrauben mit Flügelmuttern angezogen. Bei dieser Verbindung ist es immer möglich, nachträglich durch geringe Lockerung der Spannschelle gegebenenfalls eine Drehung des einen Rohrendes vorzunehmen, wie es z. B. häufig bei Krümmern oder Abzweigungen erforderlich ist. Für besonders sorg-

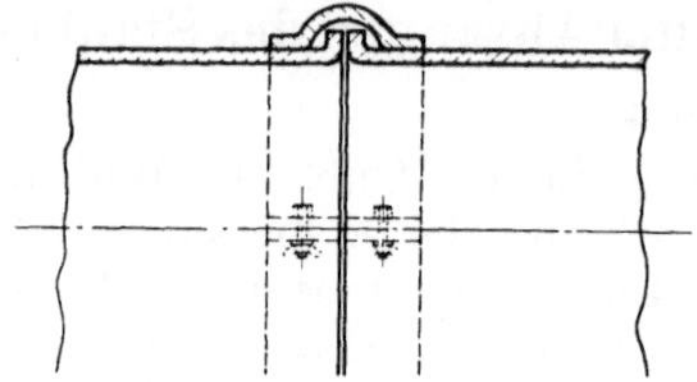

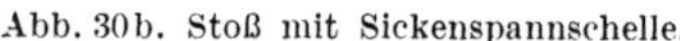

Abb. 30b. Stoß mit Sickenspannschelle.

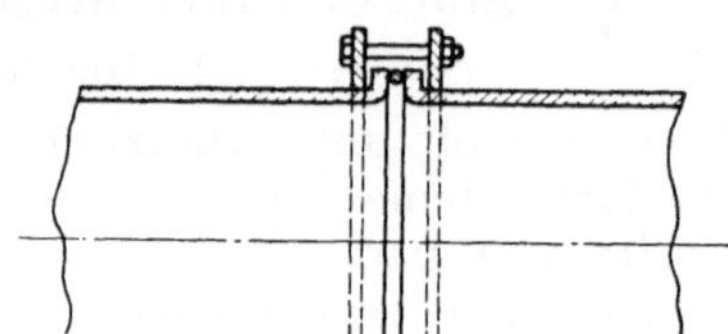

Abb. 30c. Lose Flacheisenstoßverbindung.

fältige Ausführungen verwendet man lose Flanschen aus Flacheisen (Abb. 30c). Die beiden Rohrenden sind umgebördelt, ihre Verbindung erfolgt durch Verschrauben der beiden aufgeschobenen Flacheisenringe.

In der Erkenntnis, daß durch jede Stoßstelle in der Rohrleitung der Leitungswiderstand vermehrt wird und daß gerade diese Stellen besonderer Abnutzung ausgesetzt sind, ist man in letzter Zeit in verschiedenen Betrieben dazu übergegangen, das gesamte Rohrsystem soweit als möglich durch Schweißen herzustellen. Infolge der Kürze der Zeit liegen ausreichende Erfahrungen darüber jedoch noch nicht vor.

Von wesentlichem Einfluß auf die Leistungsfähigkeit und den Kraftverbrauch der Anlage ist die Bauart der Absaugestutzen und der Anschlußstücke der Zweigleitungen an die Hauptleitung. Daß die Saugleitung so nahe als möglich an die Staubquelle herangeführt wird, ist unbedingt nötig, um volle Wirkung zu erzielen, ebenso wie vermieden werden muß, die Anlage durch Beförderung von Nebenluft unnütz zu belasten. Da die angesaugte Luft von allen Seiten in die Saugöffnung strömt und zwar auf dem kürzesten Wege (Abb. 31a), so entstehen an der Eintrittsstelle starke Luftwirbel und dadurch Reibungswiderstände, denen man durch eine trompetenartige Form des Saugstutzens bis zu einem gewissen Grade begegnen kann (Abb. 31b). Andererseits folgt daraus, daß mit einer großen Saugweite beim Absaugen nicht zu rechnen ist. Die Saugwirkung sinkt etwa proportional mit dem Quadrate der Entfernung von der Mündung. Bei noch so stark vergrößerter Geschwindigkeit im Rohr wird sich jedoch, wie Versuche ergeben haben, niemals in weiterem Abstand von der Mündung noch eine gleichmäßige und kräftige Saugwirkung erzielen lassen. Der Abstand oder die Saugweite sollte höchstens 40 cm betragen. Die Luftgeschwindigkeit im Saugestutzen soll mindestens ebenso groß sein

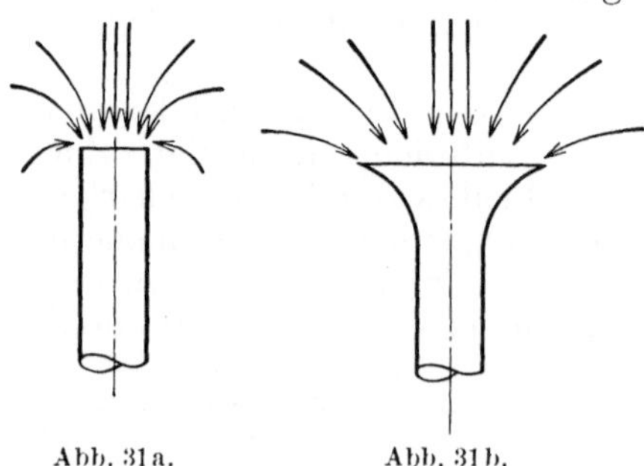

Abb. 31a. Abb. 31b.

wie im Saugrohr selbst; daher muß ein Geschwindigkeitsabfall im Stutzen, der eine Steigerung der Lüfterleistung und mithin einen erhöhten Kraftaufwand bedingt, vermieden werden. Zu diesem Zweck wird der Saugtrichter wenn möglich schmal und lang ausgebildet, wie es ja auch bei den im Haushalt gebrauchten Staubsaugern der Fall ist (vergl. Abb. 12).

Bei dem Anschluß der Nebenleitungen an das Hauptrohr ist darauf zu achten, daß jede Stoßwirkung mit schädlicher Wirbelbildung und

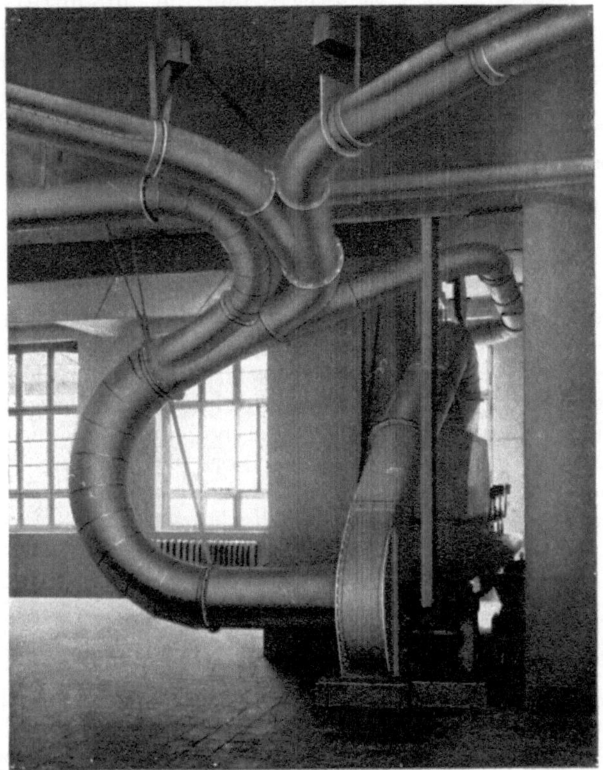

Abb. 32. Rohrleitungen mit Lüfter (Intensiv-Filter G. m. b. H. in Barmen).

Kraftverlust bei dem Zusammentreffen der beiden Staubluftströme vermieden wird. Daher darf das Anschlußrohr nur unter einem spitzen Winkel von etwa 15° auf die Hauptleitung auftreffen, deren Querschnitt um den Querschnitt des Anschlußrohres erweitert werden muß. Die Querschnittsvergrößerung hat allmählich zu erfolgen und nicht plötzlich, da andernfalls in dem kurzen Übergangsstück die schweren Staubteilchen infolge des plötzlichen Geschwindigkeitsabfalles des Luftstromes sich niederschlagen und allmählich das Rohr verstopfen (Abb. 32). Die Krümmer sollen einen möglichst großen Krümmungshalbmesser haben, der zweckmäßig mindestens 6mal so groß als der dazugehörige Rohrdurchmesser genommen wird.

Sofern in den Rohrleitungen Absperrvorrichtungen notwendig sind, werden Drosselklappen oder Schieber verwendet, wobei der Drosselklappe wegen ihrer einfacheren Ausführung und leichteren Betätigung meistens der Vorzug zu geben ist.

Für die Aufhängung der Rohrleitungen bedient man sich meist zweiteiliger Schellen, welche mittels Flach- oder Winkeleisen mit dem Aufhängepunkt an der Decke oder der Wand verbunden werden.

Zuweilen erweist es sich als zweckmäßig, die Lufteintrittsöffnungen unmittelbar in den Wandungen der Rohrleitungen selbst herzustellen. Das geschieht in einfachster Weise, indem man entsprechend Abb. 33 Einschnitte in die Rohrwandung macht. Die zur Erzielung eines gleichmäßigen Luftdurchgangs nötige Weite der Öffnung wird durch Umbiegen des Blechstreifens nach außen oder nach innen erreicht.

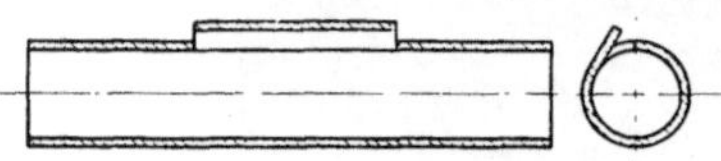
Abb. 33. Blechrohr mit verstellbarem Schlitz.

Bei der Verlegung der Rohre ist darauf zu achten, daß die Leitungen mit möglichst größter Neigung verlaufen und daß vor allem waagerechte Strecken vermieden werden, um Staubablagerungen zu verhüten. Denn dadurch wird der Rohrquerschnitt verengt und damit die Wirkung der Anlage vermindert, sofern die Rohre nicht öfters in den Betriebspausen einer gründlichen Reinigung unterzogen werden. Die Reinigungsöffnungen der Rohre müssen dichtschließende Deckel erhalten, die durch vier gutschließende Vorreiber an das Rohr dicht angedrückt werden. Zur Erleichterung der Reinigung empfiehlt es sich, die Öffnung auf der Unterseite der Rohre anzubringen.

2. Fliehkraftlüfter.

Zum Absaugen der Staubluft werden gewöhnlich Fliehkraftlüfter verwendet (Abb. 34). Sie bestehen aus einem Schaufelrad, welches von einem spiralförmigen Gehäuse umgeben ist. Der Lüfter saugt die Luft in der Mitte des Gehäusedeckels an und drückt sie durch eine Öffnung am Rande des Gehäuses weiter. Gewöhnlich sind die Schaufeln des Rades nach vorwärts gekrümmt. Solche Lüfter können bei gleicher Leistung kleinere Umfangsgeschwindigkeiten, also kleinere Umdrehungszahlen haben, als Lüfter mit geraden oder rückwärts gekrümmten Schaufeln. Diese letzteren haben meist einen besseren Wirkungsgrad und den weiteren Vorteil, daß sich der Kraftbedarf beim Ausschalten nicht plötzlich ändert. Der Wirkungsgrad der guten Fliehkraftlüfter liegt bei 60—70%; sie sind meist für Gegendrücke bis 200 mm WS. (Mitteldruck) gebaut.

3. Die Staubkammern.

In der ersten Zeit wurde der abgesaugte Staub aus dem Schotterwerk selbst auf eine möglichst einfache Art entfernt, indem man die Staubluft über Dach ins Freie ausblies und es dem Winde überließ, den Staub abzutreiben. Lag das Werk in einsamer Gegend, weitab von menschlichen Behausungen oder von stark benutzten Straßen sowie der Eisenbahn und führten die Besitzer angrenzender Felder und Waldungen keine Beschwerde über die Staubschicht, die allmählich den ganzen Pflanzenwuchs und die Bäume mit einer dicken Schicht überzogen, hatten die Besitzer der Betriebe keinen Anlaß zum Auffangen und Niederschlagen des Staubes, auch wenn bei ungünstiger Witterung gelegentlich der ausgeblasene Staub wieder in die Anlage eindrang, dieselbe verschmutzte und die Arbeiter des Betriebes belästigte.

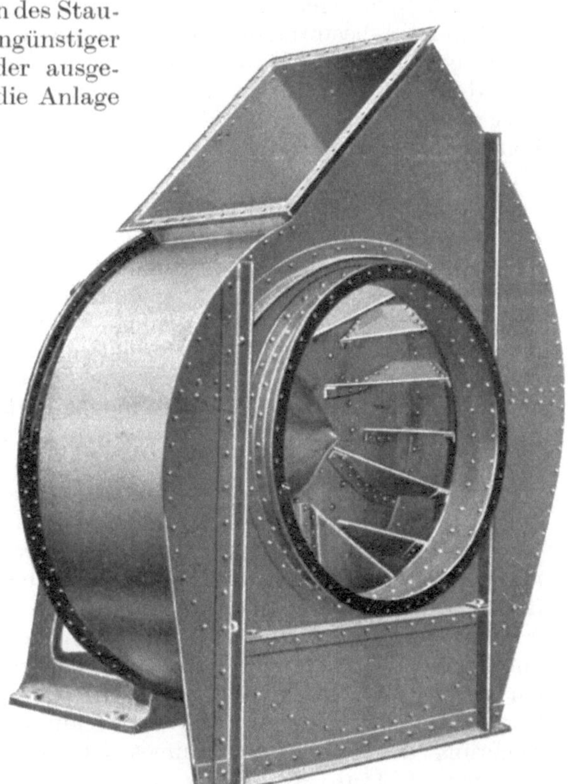

Abb. 34. Fliehkraftentlüfter (Maschinenfabrik Sichtig in Karlsruhe).

Die Erkenntnis der Unzulänglichkeit dieses Verfahrens setzt sich jedoch mit zunehmender Geschwindigkeit durch, wenn es auch noch in zahlreichen Betrieben Anwendung findet. Sie führte zu der Beschaffung von Einrichtungen, in denen der von dem Lüfter abgesaugte Staub niedergeschlagen wird, so daß nur noch mehr oder weniger gereinigte Luft austritt. Häufig waren es auch die Beschwerden der Anwohner oder die Forderungen der Gewerbeaufsichtsbeamten allein, welche die Unternehmer zwangen, der möglichst restlosen Staubbeseitigung größere Aufmerksamkeit zu schenken.

Die Erkenntnis, daß aus einem bewegten Staubluftstrom bei plötzlicher Verringerung der Geschwindigkeit die Staubteilchen ausfallen, führte dazu, die Abluft aus dem Lüfter in eine ausreichend groß bemessene Kammer zu blasen, deren Querschnitt gegenüber dem Zuleitungsquerschnitt so groß ist, daß infolge der Geschwindigkeitsabnahme der Staub Zeit findet, sich niederzuschlagen. Oftmals wird es nicht genügen, den Staubluftstrom beim Eintritt in die Kammer sich ungestört bewegen zu lassen, bis er seine Geschwindigkeit verliert, sondern die Luft muß künstlich verteilt werden. Dies geschieht z. B. durch kegelförmige Bleche am Kammereintritt, die am besten gelocht oder geschlitzt sind und mit der Spitze gegen die Strömungsrichtung stehen. Dadurch wird ein schnelleres Ausscheiden des Staubes erzielt. Wird noch durch eingebaute Prellwände, Drahtnetze und andere Widerstände der Staubluftstrom auf seinem Wege wiederholt abgelenkt und die Geschwindigkeit dadurch weiter vermindert, kann unter Umständen ein merklicher Erfolg der Luftreinigung erzielt werden. Zur Vermeidung von Wirbelbildungen und von Überdruck, welche den Wirkungsgrad der Kammer beeinträchtigen und unter Umständen einen größeren Kraftverbrauch des Lüfters bedingen, ist Wert darauf zu legen, daß die Abluftleitung aus der Kammer keinen geringeren Querschnitt besitzt als die Zuleitung, ein Fehler der bei vorhandenen Anlagen wiederholt beobachtet werden kann. Für Staubteilchen von einem Mikron und selbst größeren Umfanges sind Kammern wirtschaftlich kaum noch möglich. Die Abmessungen von Staubkammern lassen sich mit ziemlicher Genauigkeit vorherbestimmen. Die Kammern müssen nämlich so bemessen sein, daß auch die am ungünstigsten fallenden Teilchen des eintretenden Staubluftstromes mit dem Ende ihrer Fallkurve noch sicher in die Kammer treffen. Einen Anhalt, ob eine bestehende Kammer verbesserungsbedürftig ist, erhält man, wenn man bei windstillem, warmem Wetter die Abluft der Kammer beim Austritt ins Freie beobachtet. Fallen noch nennenswerte Mengen Staub beim Austritt zu Boden, sollte die Kammer vergrößert werden, vorausgesetzt, daß die Strömungsverhältnisse in ihr richtig sind.

Die Staubkammern werden aus Holz, Beton oder Mauerwerk hergestellt. Unbedingtes Erfordernis ist jedoch, daß das Eindringen von Nebenluft und Feuchtigkeit in das Innere vermieden wird. Daher müssen die Wandungen völlig dicht sein; die Einsteigetüren sind sorgfältig zu dichten und die Staubablaßstutzen gut geschlossen zu halten. Nebenluft beeinträchtigt das Ausfallen der Staubteilchen, während durch Feuchtigkeit auf den Innenwandungen der Kammer sich steinharte Staubkrusten bilden, welche den Querschnitt verengen und die Staubablässe verstopfen. Zur Vermeidung einer wesentlichen Verringerung des Niederschlagraumes ist es notwendig, den niedergeschlagenen Staub so oft als möglich abzuziehen, mindestens aber, wenn er ein Viertel des Kammerinhaltes anfüllt. Abb. 35 zeigt die Ansicht einer in Bimsdielen zwischen Eisengerüst aufgeführten Staubkammer, welche infolge ihrer Größe und sorgfältigen Wartung einen verhältnismäßig günstigen Wirkungsgrad hat. Der Boden der Kammer ist siloartig ausgebildet. Die Wände sollen möglichst steil sein, mindestens 60° Neigung besitzen, da der Staub ein sehr geringes Schüttgewicht hat und leicht Brücken bildet, welche beim Abziehen plötzlich zusammenbrechen und unbeabsichtigt in den Ablaßstutzen nachstürzen können. Der Staub wird im Kippwagen abgelassen und mangels anderweitiger Verwendung auf die Halde gefahren.

4. Fliehkraftabscheider.

Die durch die Staubkammern bewirkte Reinigung der Staubluft wird stets nur unvollkommen sein. Um eine bessere Wirkung zu erzielen, bedient man sich der Fliehkraftabscheider. Die Ausnutzung der Fliehkraft erfolgt in der Weise, daß man den Staubluftstrom durch eine gekrümmte Fläche von seinem gradlinigen Wege ablenkt. Infolge ihres größeren Gewichts haben die Staubteilchen das Bestreben, gradlinig weiterzufliegen. Durch den Anprall und die Reibung an der gekrümmten Fläche wird ihre Bewegung verlangsamt, so daß sie zu Boden fallen, während die leichtere Luft der Ablenkung folgt. Die in der Praxis angewandten Fliehkraftabscheider machen von einer mehr oder weniger großen Umlenkung des Staubluftstromes Gebrauch. Bei der

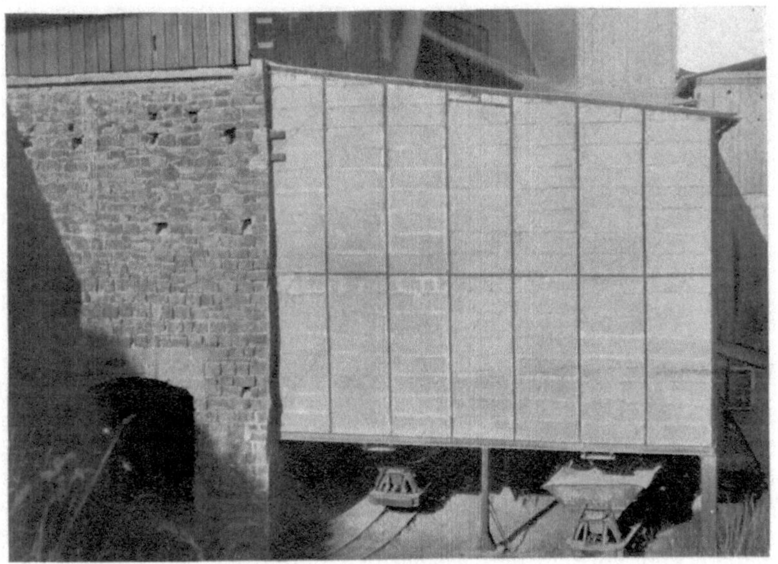

Abb. 35. Staubkammer (Schotterwerk Kotzenrother Lay der Eiserfelder Steinwerke).

im allgemeinen üblichen Ausführung (Zyklon) wird eine Umlenkung von mindestens 360° durchgeführt. In dem Summenabscheider nach Förderreuther wird dagegen die Luft um 180° abgelenkt, während bei dem Bartelabscheider die Staubabscheidung durch wiederholte Ablenkung um je 60° erfolgen soll. Bei der Umlenkung verringert sich die Geschwindigkeit der Staubteilchen allmählich, bis sie aus dem tragenden Luftstrom ausfallen. Nach vorliegenden Erfahrungen ermöglichen Fliehkraftabscheider eine praktisch vollständige Abscheidung des gröberen Kornes. Auf Grund vorgenommener Untersuchungen von Dr.-Ing. Prockat[1] liegt die untere Grenze der Korngröße bei 100 μ. Bei den gröberen Stauben steigt die Wirkung der Abscheider auf etwa 90%, die sich im praktischen Betriebe jedoch nur unter günstigen Umständen und bei voller Belastung der Abscheider erzielen läßt. Der feinere Staub (Korngröße unter 100 μ) kann durch Fliehkraft nicht ausgeschieden

[1] Prockat, Dr.: Trennung von Staubgasgemischen durch Fliehkraft. Glasers Ann. 1930 Nr. 1276.

werden. Er befindet sich nämlich wegen seiner fast kolloidalen Größe bereits in der sog. Brownschen Bewegung und kann restlos nur durch Naßabscheider oder durch statische Elektrizität und Ionisierung der staubhaltigen Luft entfernt werden.

Wie ich in den von mir untersuchten Schotterbetrieben feststellen konnte, erfolgt die Niederschlagung des Staubes meist in den sogenannten Zyklonen. Wie Abb. 36 zeigt, besteht ein Zyklon aus einem zylindrischen und einem konischen Teil. Er wird wegen der Schleifwirkung des scharfkantigen Staubes aus möglichst widerstandsfähigem Blech angefertigt und muß in Sonderfällen auch noch auswechselbare Schleißbleche besitzen. Die durch den oben tangential angebrachten Einmündungsstutzen einströmende Staubluft erhält eine kreisende, nach unten gerichtete Bewegung. Dabei vollzieht sich unter Wirkung der Fliehkraft die Abscheidung des schwereren Staubes, der sich in dem konischen Teil des Apparates niederschlägt, während die von Staub mehr oder weniger befreite Luft durch das mittlere Rohr abzieht. In der Höhe des Eintrittstutzens treten leicht Luftwirbel auf, welche dem nachfolgenden Luftstrom Widerstand entgegensetzen, wodurch die Wirkung des Abscheiders wesentlich beeinträchtigt wird. Um diese Wirbel und den dadurch erzeugten Gegendruck zu vermeiden, erhält der Abscheider gewöhnlich noch eine besondere Lenkvorrichtung, welche den Luftstrom bei seinem Eintritt sofort nach unten richtet. Diese Einrichtung besteht zuweilen aus einem einfachen Spiralblech, oft aber auch aus einem geschlossenen, von oben nach unten gehenden Schrauben- oder Spiralgang, zuweilen auch aus einer Reihe von Lenkschaufeln. Da ein Abscheider nur einen günstigen Wirkungsgrad hat, wenn möglichst der volle Raum zur Verfügung steht, wird er über einer ausreichend großen Staubkammer angebracht, in welche der niedergeschlagene Staub ständig abfließen kann (Abb. 37). Es muß unbedingt vermieden werden, daß Wasser in den Abscheider gelangt, weil sonst das Innere des Abluftrohres und auch des Ablaßstutzens allmählich mit einer fest anhaftenden Staubschicht überzogen werden. Da jede Querschnittsverminderung des Abluftrohres eine Drucksteigerung im Fliehkraftabscheider hervorruft und daher zu ihrer Überwindung einen größeren Kraftverbrauch des Lüfters verlangt, wird das Rohrende mit einem Regenschutz versehen. Früher wurde hierfür eine ausreichend groß bemessener und genügend hoch über dem Mundloch angebrachter kegelförmiger Blechdeckel für zweckmäßig angesehen (Abb. 38a). Nachdem man aber erkannt hatte, daß bei dieser Bauart die entweichende Abluft infolge starker Umlenkung

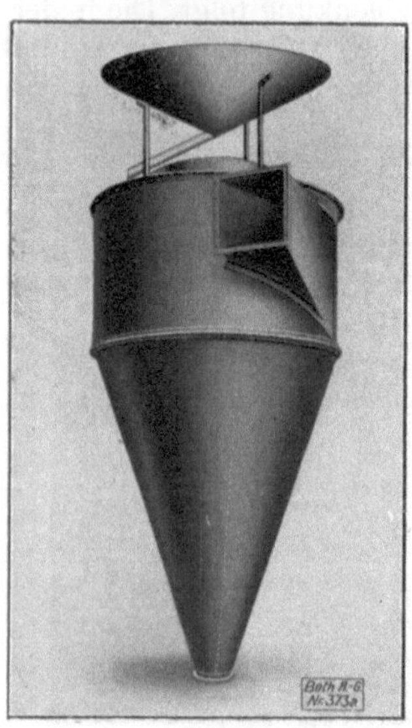

Abb. 36. Fliehkraft-Staubabscheider (Maschinenfabrik Beth, Lübeck).

einen beachtlichen Widerstand überwinden muß, gab man, wie Abb. 38b zeigt, dem Regenschutz die Gestalt eines stumpfen Kegels, der mit der Spitze nach unten in das erweiterte Rohr der Abluftleitung einge-

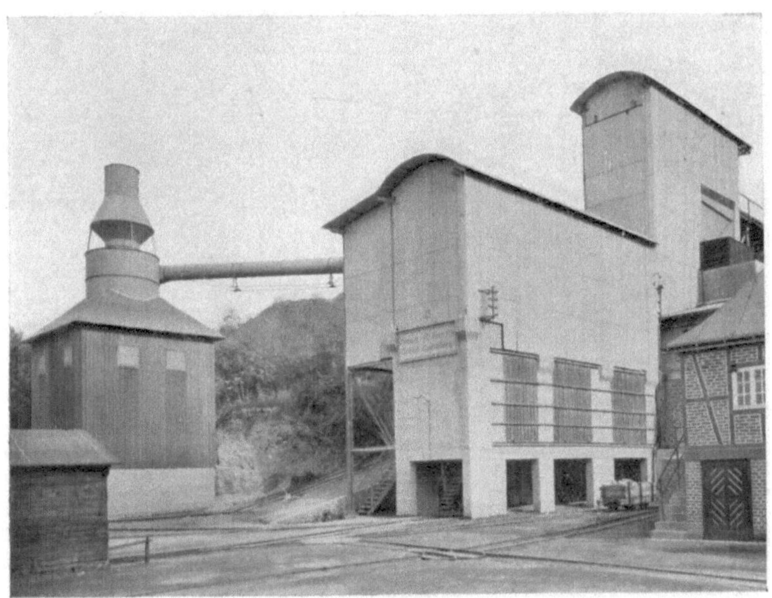

Abb. 37. Staubabscheideranlage (Splittwerk Eudenberg der Basalt-AG., Linz).

baut wurde. Dadurch ist der Luftaustritt kaum behindert. Der Ablauf des Regenwassers erfolgt durch Rohre an den Stellen *a* und *b*. Die Erweiterung des Ausblasrohres am Abscheider und die dadurch bewirkte Verminderung des Reibungswiderstandes der austretenden Luft wirkt sich ferner dahin aus, daß der Lüfter bei gleicher Drehzahl mehr Luft fördert, als er es ohne diese tun würde.

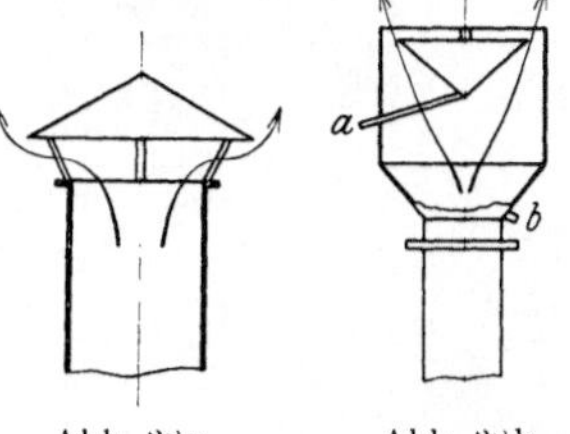

Abb. 38a. Abb. 38b.

In der im letzten Jahre in Betrieb genommenen Brecheranlage der Rheinischen Provinzialverwaltung ist eine neuartige Regenschutzkappe zur Anwendung gekommen. Sie besteht, wie aus Abb. 39a und 39b ersichtlich, aus zwei vom Schaltraum aus zu betätigenden Klappen, welche nur bei Stillstand der Anlage geschlossen werden und so das Eindringen von Regenwasser verhindern. Während des Betriebes sind sie dagegen vollständig geöffnet und lassen der Abluft ungehinderten Austritt, unter Vermeidung jeglichen Gegendruckes, so daß dadurch eine gewisse Kraftersparnis erzielt wird.

5. Naßabscheider.

Wie bereits oben ausgeführt wurde, ist ein Niederschlagen der feinsten Staubteilchen nicht durch die Fliehkraftabscheider möglich.

Da sich aber häufig die Notwendigkeit ergibt, die Staubluft, soweit zu reinigen, wie es überhaupt praktisch möglich ist, so sind hierzu

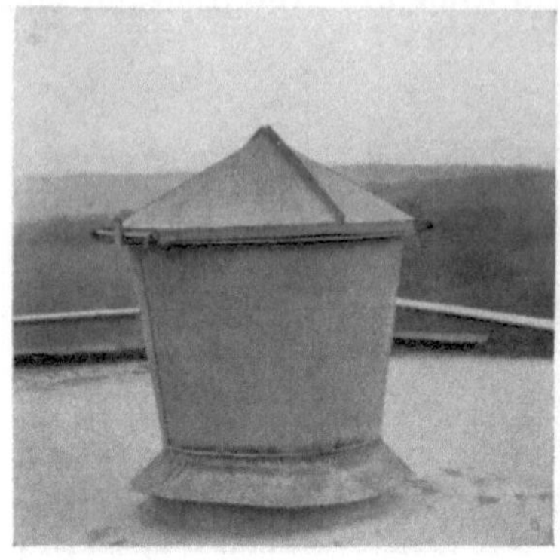

Abb. 39a. Regenschutzkappe, geschlossen

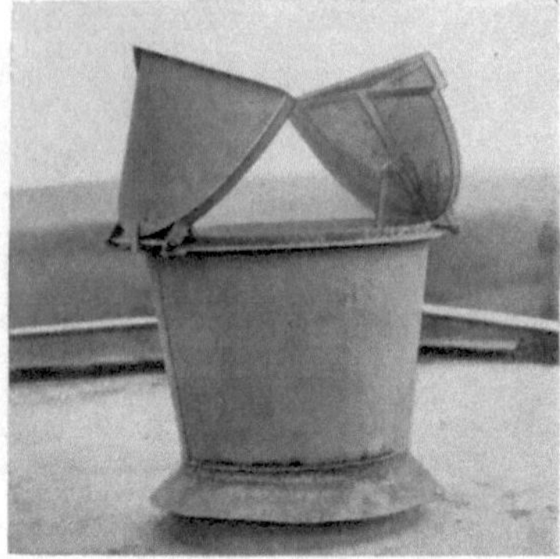

Abb. 39b. Regenschutzkappe, geöffnet (Rhein. Provinzial-Basaltwerke).

andere Verfahren in Anwendung zu bringen. An erster Stelle kommt die Maßabscheidung in Betracht, die sowohl in Verbindung mit einem Fliehkraftabscheider, als auch ohne diesen angewandt werden kann. Voraussetzung für eine gute Wirkung ist jedoch, daß genügend Wasser vorhanden ist und auf die Zurückgewinnung des Staubes kein Wert gelegt wird. Die Maßabscheidung kann in verschiedener Weise ausgestaltet werden. In der in (Abb. 40) dargestellten Anlage wird z. B. die Abluft aus dem Abscheider in ein Rohr gedrückt, in dessen erweiterter Mündung Wasserstreudüsen angeordnet sind. Durch das fein zerteilte Wasser wird der Staub aus dem Luftstrom ausgewaschen. Das ab-

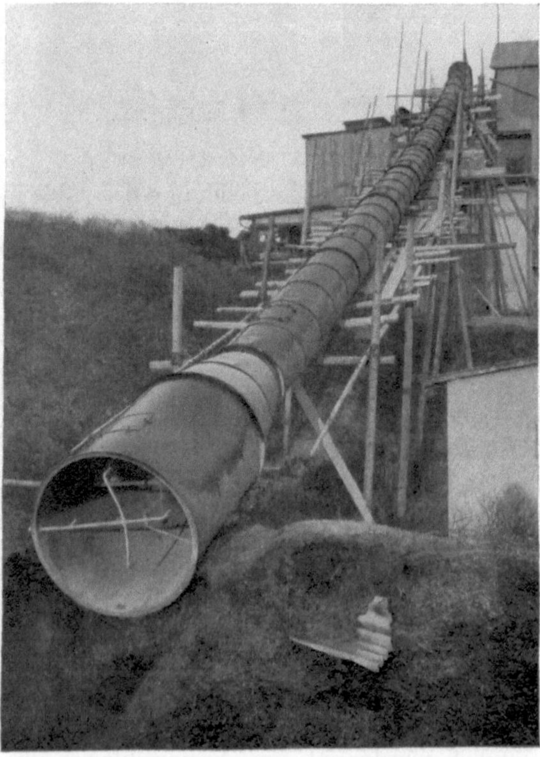

Abb. 40. Staubluft-Naßreinigung (Basaltwerk in Andernach).

fließende Schmutzwasser kann im vorliegenden Falle in einer ausgebauten Kiesgrube versickern; andernfalls wäre eine Abwasserreinigungsanlage mit ausreichend großen Absatzbecken notwendig. Die rund 50 m lange und daher verhältnismäßig teure Abluftrohrleitung hätte sich wesentlich kürzer und einfacher herstellen lassen. Entsprechend den Vorschlägen der Maschinenfabrik Kreisel & Co in Leipzig, wird nämlich unmittelbar hinter dem Abscheider bzw. dem Lüfter eine ausreichend groß bemessene Kammer eingebaut, in der sich auch die Wasserstreudüsen befinden. In dieser Kammer wird die Luftgeschwindigkeit erheblich verringert, so daß der Staub leicht ausgewaschen werden kann. Ein Schotterwerk (A. Reiske in Lauban), welches den gesamten Staub nach diesem Verfahren naß abscheidet, will damit die besten Erfolge erzielt haben.

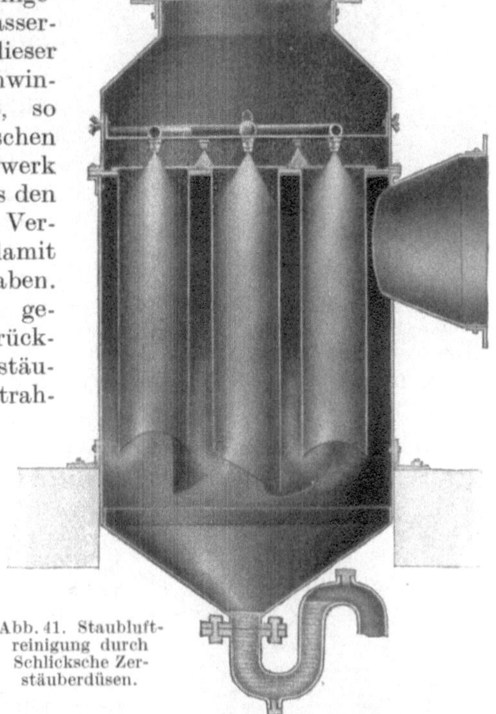

Abb. 41. Staubluftreinigung durch Schlicksche Zerstäuberdüsen.

Bei den Naßabscheidern gewöhnlicher Bauart ist zu berücksichtigen, daß die aus den Zerstäuberdüsen tretenden Wasserstrahlen einen Teil der Staubluft mit sich reißen, den anderen Teil aber seitlich verdrängen und ihn zunächst der Auswaschung entziehen. Infolgedessen ist es, um eine ausreichende Wirkung zu erzielen, oft notwendig, eine unverhältnismäßig große Zahl von Düsen einzubauen und somit den Wasserverbrauch zu steigern. Diesem Umstand trägt das Schlicksche Trennverfahren Rechnung. (Abb. 41). Bei diesem Verfahren saugt der Wasserstrahl der Düse durch die im oberen Ende der Rohre angebrachte Öffnung die Staubluft an, treibt sie durch die Rohre und zwingt sie dabei, sich mit dem zerstäubten Wasser innig zu vermischen. Ein Ausweichen und Zurückströmen der bewegten Luft nach der Entnahmestelle wird durch die trennende Rohrwand vermieden. Die gereinigte Luft entweicht durch das seitliche Rohr, während das Schmutzwasser durch den Bodenablaß abfließt.

In neuerer Zeit ist man dazu übergegangen, den unbenutzten oberen Teil des Fliehkraftabscheiders als Naßfilter auszubilden (Abb. 42). In dem von der Firma Dannenberg & Quandt in Berlin herausgebrachten Apparat wird die Staubluft wie in jedem gewöhnlichen Fliehkraftabscheider soweit als möglich trocken vorgereinigt, während die Abluft durch das mittlere Verbindungsrohr in die darüber befindliche Naßabteilung gelangt. Der durch Wasser angenetzte Staub durchstreicht einen Rost mit darüber befindlicher Koksfilterschicht, welche ständig durch eine sich drehende Wasserberieselungsanlage abgespült wird. Durch diese gründliche Wasserspülung wird einem Verschlammen vorgebeugt; die Luft tritt sodann fast staubfrei ins Freie. Je nach den besonderen Verhältnissen wird dieser Daqua-Kombinationsabscheider entweder in die Saug- oder in die Druckleitung eingeschaltet. Der Schlammabfluß erfolgt seitlich durch ein Abflußrohr zur Klärgrube. Nach Angaben der Firma kann das notdürftig geklärte Wasser im Umlauf wieder verwendet werden, so daß der Wasserverbrauch hierdurch auf ein Mindestmaß beschränkt wird.

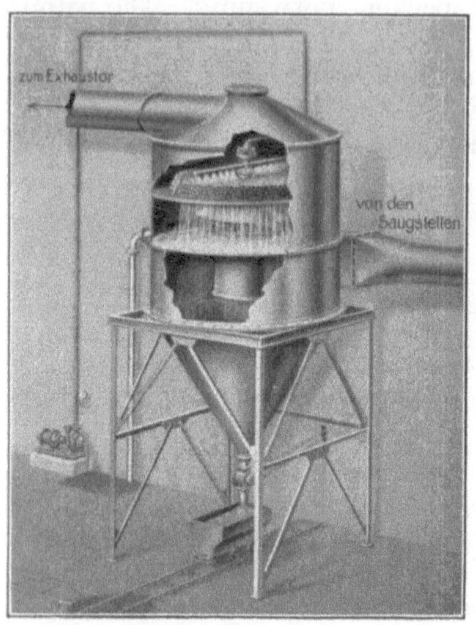

Abb. 42. Daqua-Fliehkraftnaßabscheider (Danneberg & Quandt in Berlin).

6. Stoffilter.

Ein hoher Grad der Entstaubung wird erzielt bei dem Reinigen der Luft in Stoffilteranlagen. Sie haben einen hohen Wirkungsgrad, der bis zu 99% erreichen kann. Am meisten verbreitet ist das Saugschlauchfilter der Firma Beth in Lübeck. Die anderen bekannten Schlauchfilter sind nach den gleichen Grundsätzen gebaut. Die Saugschlauchfilter, die in den Schotterbetrieben bereits ein große Verbreitung gefunden haben, bestehen aus schrankartigen, in Einzelfächer unterteilten viereckigen Gehäusen aus Holz oder Eisenblech. Jede Abteilung enthält eine Anzahl 3—3,5 m langer Filterschläuche, welche oben an Hängeeisen mittels Schlauchdeckel aufgehängt und unten über Stutzen gezogen, am Schlauchboden befestigt sind. Der Boden des Schlauchgehäuses ist konisch als Staubsammelbehälter ausgebildet. Der anfallende Staub wird bei größeren Anlagen durch eine Schnecke einem Abfallrohr zugeführt, durch das er unmittelbar in einen Sack fällt (Abb. 44). Bei kleineren Einheiten wird auf das selbsttätige Ausbringen verzichtet, und der Staub fällt in Schubladen, welche nach Bedarf herausgezogen und entleert werden.

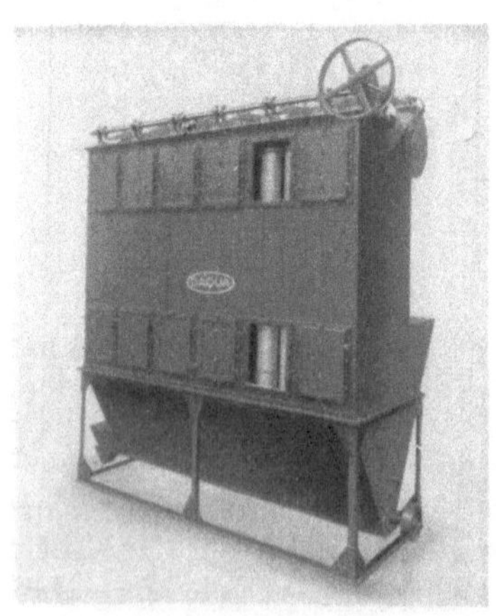

Abb. 43. Daqua-Saugschlauchfilter mit 6 Kammern (Danneberg & Quandt in Berlin).

Die Staubluft tritt in die schwach kegelförmigen, mit dem größten

Durchmesser nach unten hängenden Filterschläuche durch einen Verteilungskanal von unten ein, durchstreicht das Gewebe nach außen und tritt gereinigt oben durch das Saugrohr aus. Dabei bleibt der Staub auf der inneren Schlauchwand zurück. Da die Staubschicht allmählich immer stärker wird, so daß der Durchgangswiderstand zu sehr steigt oder die Absaugeleistung entsprechend sinkt, wird von Zeit zu Zeit durch eine selbsttätig arbeitende Klopfeinrichtung der Staub von den Schläuchen entfernt. Hierbei werden die Aufhängestangen, an denen die Schläuche der einzelnen Abteilungen befestigt sind, in kurzen Abständen 5—10mal hintereinander gehoben und fallengelassen. Dadurch löst sich der Staub zum Teil vom Gewebe und fällt nach unten in den Sammelbehälter. Zur Unterstützung des Staublockerns durch Klopfen wird zwangsläufig Frischluft in die Filterabteilung geleitet, welche als Gegenluft von außen nach innen und von unten nach oben durch die Schläuche strömt. Diese mit Staub angereicherte Luft wird sodann einer Nachbarkammer zugeleitet und dort wie jede andere Staubluft gereinigt. Da die Reinigung der einzelnen Abteilungen abwechselnd erfolgt, bleibt die Gesamtanlage dauernd in Betrieb. Die konische Gestalt der Filterschläuche begünstigt das sichere Abfallen des gelösten Staubes.

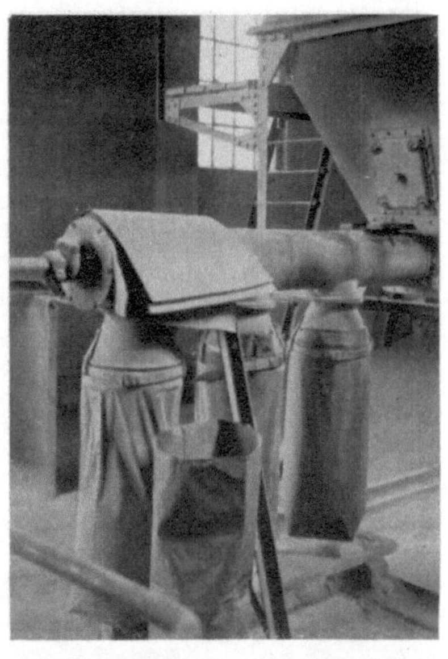

Abb. 44. Schlauchfilteranlage mit selbsttätiger Staubabsackung (Mitteldeutsche Hartsteinindustrie in Frankfurt a. M.).

Der Vorteil, den die Filteranlagen gegenüber den anderen Verfahren durch die im hohen Maße vollkommene Staubbeseitigung besitzen, muß allerdings durch höhere Anschaffungs- und Betriebskosten erkauft werden, wobei die Lebensdauer der Filterschläuche mit etwa einem Jahr in Rechnung zu stellen ist. Wie sich in den zahlreichen Schotterbetrieben auf Grund mehrjähriger Erfahrung gezeigt hat, sind diese Mehraufwendungen jedoch dort, wo auf eine gutgereinigte Abluft Wert gelegt werden muß, nur von untergeordneter Bedeutung.

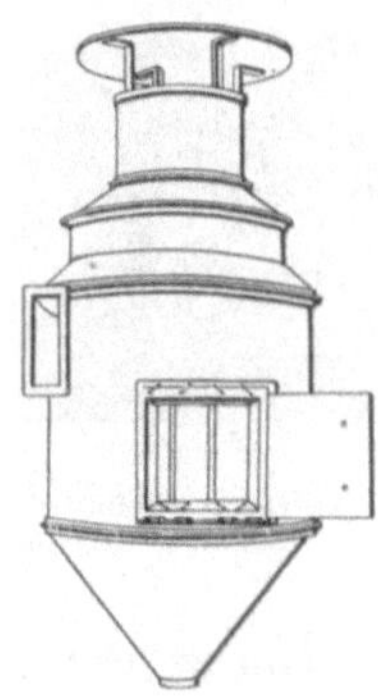

Abb. 45. Vereinigung von Fliehkraftabscheider mit Schlauchfilter (Exhaustorenwerk in Nürnberg).

Kürzlich hat das Exhaustorenwerk Nürnberg einen Staubabscheider gebaut, der eine Vereinigung des Fliehkraftabscheiders mit einem Schlauchfilter darstellt (Abb. 45). Wie bei dem gewöhnlichen Fliehkraftabscheider, tritt die Staubluft durch die Druckrohrleitung tangential in den Zwischenraum, in dem sich die gröberen Bestandteile infolge der Fliehkraftwirkung abscheiden und in den Ablaßstutzen fallen, während der vorgereinigte Luftstrom in die Schläuche von unten einströmt, diese durchstreicht und nach oben ins Freie austritt. Je nach der Staubluftmenge verwendet man bis zu 60 Stück Schläuche, deren Länge 1,5 oder 2 m beträgt. Das Leeren der Schläuche erfolgt nach Bedarf, meist während der Arbeitspausen durch öfteres Anziehen eines Hebels, welcher die in Federn hängende Abklopfvorrichtung in Bewegung setzt.

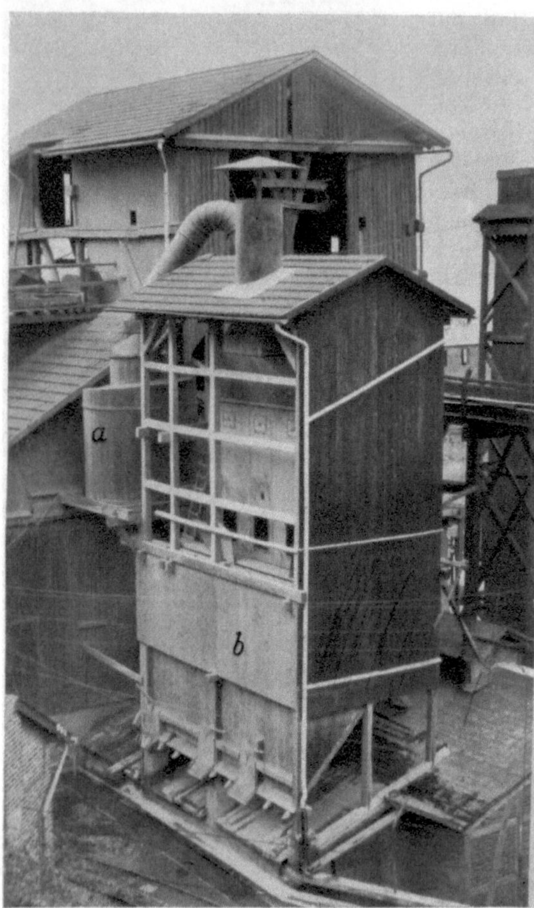

Abb. 46. Fliehkraftabscheider (*a*) mit hintergeschaltetem Schlauchfilter (*b*) (Kirner Hartsteinwerke in Kirn).

Zuweilen ergibt sich die Notwendigkeit, bestehende Entstaubungsanlagen, in denen die Fliehkraftabscheider nicht in der Lage sind, den Staub hinlänglich niederzuschlagen, nachträglich zu verbessern. Es hat sich dabei als zweckmäßig erwiesen, die Abluft des Abscheiders in einem hintergeschalteten Schlauchfilter weiter zu reinigen. Abb. 46 zeigt eine solche Einrichtung, die von der Firma Kirner Hartsteinwerke Albert Pfeiffer in Kirn/Nahe mit Erfolg verwendet wird.

Von wesentlicher Bedeutung ist die Stelle, an welcher der Lüfter eingebaut wird. Während er früher allgemein vor dem Abscheider eingebaut wurde, so daß die Staubluft in den Abscheider gedrückt wurde, geht man in letzter Zeit dazu über, wenn es sich um scharfkantigen Staub handelt, ihn hinter den Abscheidern anzubringen, wie eine von der Firma Danneberg & Quandt in Abb. 47 ausgeführte Anlage zeigt. Der Vorteil des Verfahrens liegt unter anderem darin, daß der verhältnismäßig scharfkantige grobe Staub bereits im Abscheider zurückgehalten wird und daß daher die Schaufeln des Lüfters dem sonst unvermeidlichen Verschleiß, der zuweilen mit erheblichen Kosten und Betriebsunterbrechungen verbunden ist, nicht unterworfen sind.

7. Elektrische Staubreinigung.

Ein Verfahren, welches zwar bisher in den Schotterbetrieben noch keine Anwendung gefunden hat, aber der Vollständigkeit halber erwähnt werden muß, ist das elektrische. Einmal, weil es das zur Zeit Vollkommenste darstellt (99% Wirkungsgrad) und ferner, weil es auch in absehbarer Zeit für die Zurückgewinnung des Gesteinsstaubes an Umfang zunehmen dürfte. Die Niederschlagung des Staubes erfolgt hierbei durch Sprühentladung einer Gleichstromquelle von rund 50000 Voltspannung auf der Abscheide- oder Niederschlagselektrode, von welcher er selbsttätig oder infolge Einwirkung einer Schüttelvorrichtung abfällt und sich unterhalb der Elektroden in einem Trichter sammelt. Zur Zeit stehen allerdings die Kosten der elektrischen Entstaubung zu dem Werte des gewonnenen Staubes noch in einem Mißverhältnis. Das Verfahren gewinnt jedoch sofort an Bedeutung, sobald für den Staub ausreichende Verwendungsmöglichkeiten gefunden sind und infolge des gesteigerten Bedarfes auch angemessene Preise erzielt werden.

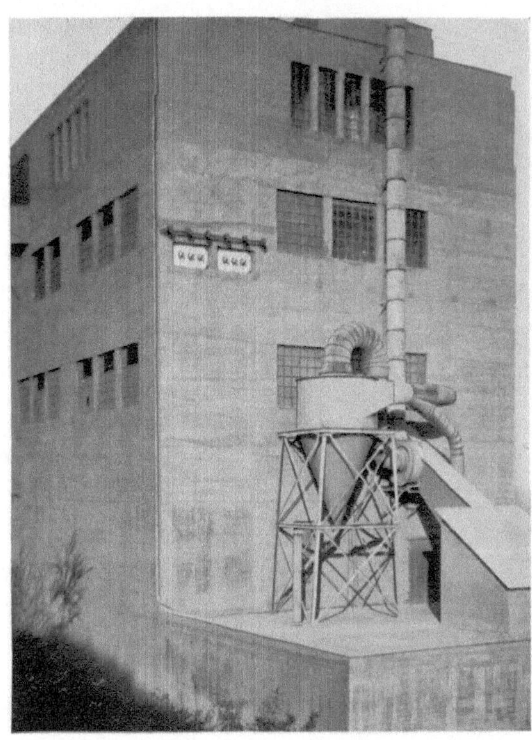

Abb. 47. Entstaubungsanlage der Rhein. Provinzial-Basaltwerke. (Lüfter hinter Abscheider).

D. Staubschutzmasken.

Trotz vorhandener Entstaubungsanlagen sind zuweilen in Schotterbetrieben Arbeiten auszuführen, insbesondere bei Stillstand der mechanischen Entstaubung, bei denen eine Belästigung der Arbeiter durch Staub nicht zu vermeiden ist. In solchen Fällen ist das Tragen von Staubschützern zum Schutz der Arbeiter nicht zu umgehen. Das Widerstreben der Arbeiter gegen die Benutzung solcher Vorkehrungen war nicht immer unberechtigt, weil einmal die Apparate das Atmen beim Arbeiten erschwerten und weiter, weil die Menge des zurückgehaltenen Staubes, besonders des feinen Staubes, nur gering war. In den letzten Jahren sind jedoch Staubschützer auf dem Markte erschienen, welche sich in der Steinindustrie, je nach den gestellten Anforderungen, im allgemeinen gut bewährt haben. Ein einfacher Staubschützer (Abb. 48) besteht aus entsprechend geformtem Schwammgummi; er umschließt Mund und Nase, ohne die Atmung wesentlich zu erschweren. Zum Gebrauch wird er mit Wasser leicht getränkt. Durch Auswaschen läßt er sich bequem reinigen. In Anlehnung an die Gasschutzmaske hat die Deutsche Gasglühlicht-Auer-Gesellschaft in Berlin einen Atemschützer „Lix" ausgebildet, der, aus Leichtmetall bestehend, ein angenehmes Tragen ermöglicht, dabei vollkommen abdichtet und ein leichtes Atmen sichert (Abb. 49). Die Filtermasse, zu deren Aufnahme eine Filterkapsel dient, ist bequem auswechselbar und leicht waschbar. Sie besteht für groben Staub aus Watte und für feinen Staub aus Stoff. Trotzdem die Filterfläche verhältnismäßig klein ist (etwa 23 cm²), ist nach den Untersuchungen von R. Spatz[1], der Filtrationserfolg doch ein günstiger. Eine andere Staubschutzmaske, welche sich nach den Urteilen der Praxis ebenfalls bewährt hat, ist die Maske „Goeke" der Firma C. Breuer Nachf. in Bochum (Abb. 50). Die Maske umschließt Mund und Nase mittels einer mit Luft anfüllbaren Gummischlauchpolsterung gegen die Außenluft ab. Die Staubluft wird durch zwei seitliche Stutzen mit anschraubbaren Zylindern, in denen sich 8—10 dicht aneinanderliegende Filtersiebe befinden, eingeatmet. Das Ausatmen erfolgt auf umgekehrtem Wege durch die Siebe. Sobald die Siebe mit Staub stark belegt sind und anfangen, die Atmung zu erschweren, werden sie herausgenommen und abgeklopft, worauf sie sofort wieder verwendet werden können. Um die einzelnen Filtersiebe gleichmäßig zu belasten, empfiehlt es sich, Siebe verschiedener Feinheit zu verwenden, so daß die gröberen Siebe zuerst den gröberen Staub

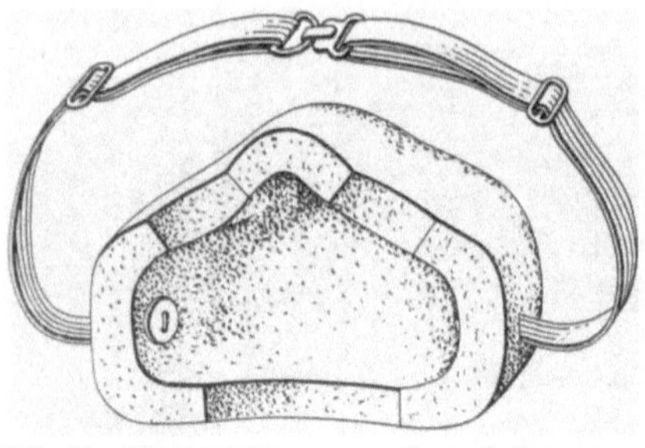
Abb. 48. Staubschützer aus Gummischwamm (Cloetta & Müller in Stuttgart).

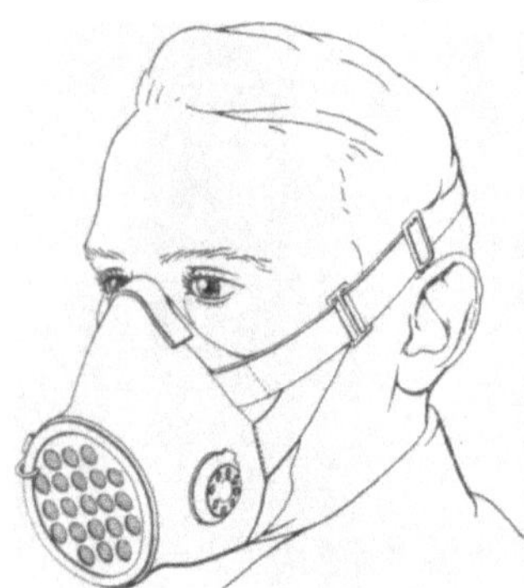
Abb. 49. Staubschutzmaske Lix (Auer-Gesellschaft in Berlin).

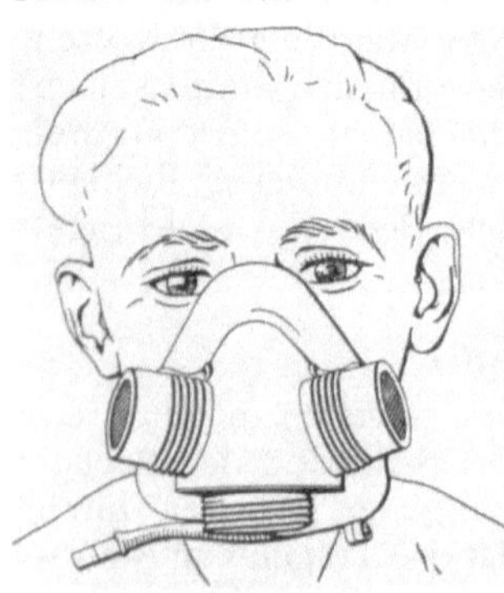
Abb. 50. Staubschutzmaske Goeke (C. Breuer in Bochum).

[1] Arch. Gewerbehyg. 1922 S. 51, 276.

abfangen. Dadurch sind die feineren Siebpartien imstande, den feinen Staub besser zurückzuhalten, denn dieser Staub, oft von fast kolloidaler Größe, ist besonders bedenklich, weil er in die feinsten Luftröhrenverästelungen und in die Lungenbläschen selbst vorzudringen vermag und dort abgelagert oder resorbiert wird.

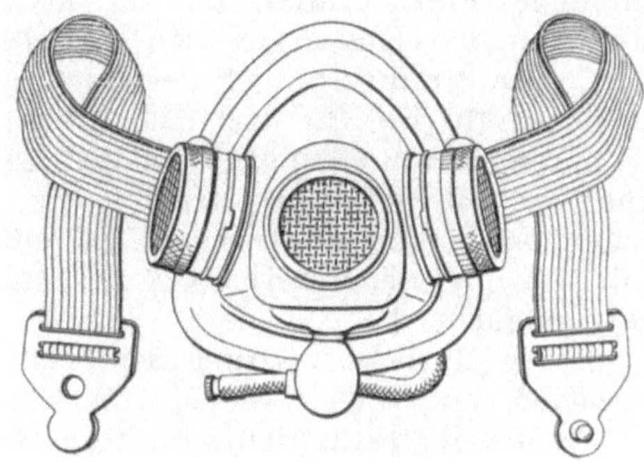
Abb. 51. Atemschützer Lungenheil (Cloetta & Müller in Stuttgart).

Ein Atemschutzgerät bei dem die Ein- und Ausatmung voneinander getrennt sind, stellt der Atemschützer „Lungenheil" der Firma Cloetta & Müller in Stuttgart dar (Abb. 51). Er besteht aus einem Metallgehäuse, meist aus Aluminium, an dessen Vorderseite das Ventil für die Ausatmung angebracht ist, während rechts und links die Ventile für die Einatmung sitzen. Die aus leicht zu ersetzenden Gummiplättchen bestehenden Ventile sind bei der Einatmung durch vorgelagerte Schwämmchen geschützt und können, wie diese, durch Herausschrauben der Ventilkapseln leicht herausgenommen und gereinigt werden. An der Unterseite des Metallgehäuses ist ein abschraubbarer Schweißnapf angebracht. Nach diesem Napf zu fällt das Gehäuse im Innern ab. Eine Belästigung des Arbeiters durch Zusammenfließen des Schweißes am Kinn, wie bei anderen Apparaten, wird so vermieden. Auf dem Rand des Metallgehäuses liegt ein abnehmbarer Gummischlauch auf, in welchen durch ein kleines Ventil Luft zum dichten Abschließen eingeblasen wird.

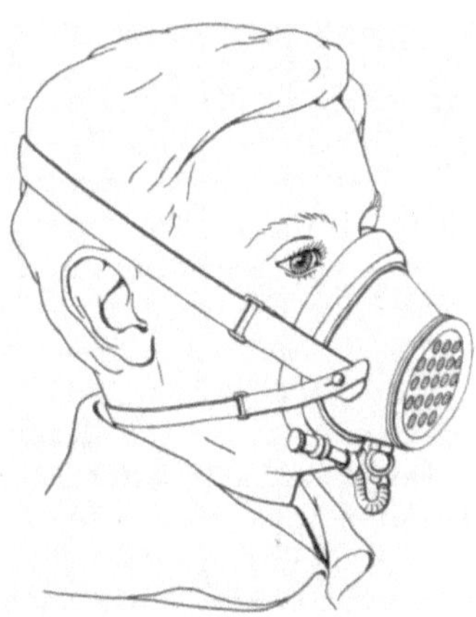
Abb. 52. Degea-Atemschützer Nr. 210 (Auer-Gesellschaft in Berlin).

In Anlehnung an ihren Atemschützer „Lix" hat die „Degea" einen neuen Atemschützer, Degea-Respirator Nr. 210 (Abb. 52) herausgebracht, welcher ebenfalls Wattefilter besitzt und mit Gummiluftpolster abgedichtet werden kann.

E. Kosten der Staubabsaugung.

Es ist natürlich, daß bei der Frage der Einführung mechanischer Entstaubung einer Schotteranlage der Kostenpunkt eine wesentliche, wenn nicht gar ausschlaggebende Rolle spielt. Auf meine Veranlassung hin haben daher eine große Anzahl namhafter Steinbruchbetriebe genaue Berechnungen über die Selbstkosten der Entstaubung, umgerechnet auf 10 t des hergestellten Steinschlages, aufgestellt. Der Berechnung wurden zugrunde gelegt:

1. Die Baukosten der gesamten Entstaubungsanlage, einschließlich Montage, wobei Kosten für den maschinellen und den elektrischen Teil von den Kosten für den baulichen Teil getrennt wurden.
2. Der Stromverbrauch der Entstaubungsanlage, wobei ein Strompreis von 10 Rpf. für das Kilowatt zugrunde gelegt ist.
3. Die Abschreibungskosten der Anlage; dabei wurde die Verzinsung der Anschaffungskosten mit 8%, der Abschreibungssatz für den maschinellen und elektrischen Teil mit 20%, für den baulichen Teil mit 10% und die Unterhaltung der Anlage mit 5% der Kosten in Ansatz gebracht.
4. Die jährliche Leistung der Schotteranlage an gebrochenem Material bei einer Betriebsdauer von 2000 Stunden.

Die hohen Abschreibungen für die Anlagen sind vor allem durch den starken Verschleiß der Rohrleitungen, des Lüfters und des Abscheiders bedingt, der eine Wirkung des scharfen Gesteinsstaubes ist.

Die Ergebnisse weichen erheblich voneinander ab, je nachdem, ob die Schotter- und die Splittanlage zusammen entstaubt werden oder die Splittanlage allein, ferner bis zu welchen Grade die Entstaubung durchgeführt wird. Die Angaben schwanken zwischen 0,75 und 1,75 RM. für 10 t Steinschlag. Die Mehrzahl liegt jedoch in engeren Grenzen, mit rund 1 RM. im Durchschnitt, wobei die höheren Sätze auf die reinen Splittanlagen entfallen. Die erheblichen Schwankungen beruhen zum Teil auf dem verschiedenen Wirkungsgrad der Anlage, der vor allem bedingt wird durch die statischen und dynamischen Widerstände, der angesaugten Luft und den Wirkungsgrad des Lüfters, welche den Kraftbedarf der Anlage und damit die Stromkosten wesentlich beeinflußt. Die angegebenen Zahlenwerte werden nicht unerheblich geringer werden, falls die Kosten für die Kraft unter den der Berechnung zugrunde liegenden Preis von 10 Rpf. je Kilowatt sinken.

Der Kraftbedarf der Entstaubungsanlage im Vergleich zu dem des gesamten Betriebes gibt zwar keinen sicheren Anhalt für den Wirkungsgrad der Anlage, läßt aber doch Rückschlüsse zu, welche beachtenswert erscheinen. Nach Erhebungen, welche bei mehr als 30 Schotterbetrieben gemacht worden sind, schwankt der Kraftbedarf für den Lüfter zwischen 10 und 18%, im Durchschnitt also 14% des Gesamtkraftbedarfes der ganzen Anlage, während etwa 12% für eine einwandfreie Staubbeseitigungsanlage als ausreichend anzusehen sind. Wird nun z. B. festgestellt, daß er bei einer vorhandenen Entstaubungsanlage mehr als 12% beträgt, ohne daß die Staubbeseitigung besonders gut ist, so ist anzunehmen, daß die Anlage Fehler besitzt, deren Beseitigung mit Rücksicht auf die Wirtschaftlichkeit dringend geboten erscheint. Meist liegt der Fehler in einer mangelhaften Bauart der Anlage und vor allem in einer ungenügenden Verkleidung der staubentwickelnden Teile.

Da das Waschen des Steinmaterials, unter den oben angeführten Voraussetzungen für gewisse Zwecke von steigender Bedeutung ist, lag es nahe, auch darüber Erhebungen zu veranstalten, wie hoch sich die Kosten dafür stellen. Dabei wurden die gleichen Sätze für Abschreibung, Verzinsung, Unterhaltung und Stromverbrauch zugrunde gelegt, wie bei der trockenen Staubbeseitigung. Es ergab sich, z. B. für ein Werk mit einer täglichen Leistung von rund 1000 t, das durchaus neuzeitlich eingerichtet ist, ein Betrag von 1,35 RM. an Waschkosten für 10 t Staubmaterial, wobei der Anteil für die Abwasserreinigung allein sich auf 10 Rpf. stellt, bei einem Wasserbedarf von 1 cbm für die Tonne Steinmaterial. Dies verhältnismäßig günstige Ergebnis ist nur dadurch erreicht, daß das Wasser unmittelbar dem Steinbruche entnommen werden kann und daher eine besondere Wassergewinnungsanlage sich erübrigt. In anderen Betrieben, in denen die Wasserbeschaffung und Abwasserreinigung mit erheblichen Kosten verbunden sind und in denen auch während der kalten Jahreszeit Steinschlag erzeugt werden muß, ist die trockene Staubbeseitigung dem Waschen vorzuziehen, zumal auch bei sachgemäßer Entstaubung ein völlig reines Erzeugnis hierbei sich erzielen läßt.

F. Wirkungsgrad einer Entstaubungsanlage.

Bei der Berechnung einer Entstaubungsanlage ist eine bestimmte Staubmenge, die zu befördern und niederzuschlagen ist, zugrunde zu legen. Dabei wird meist angenommen, daß ein Staubluftgemisch von 1:1500 (Raumverhältnis) vorliegt. Auf dieser Grundlage wird auch gewöhnlich von den Maschinenfabriken ein bestimmter Wirkungsgrad der Entstaubungsanlage zugesagt. Meist läßt sich jedoch aus Mangel an geeigneten Meßinstrumenten eine Nachprüfung dieser Zusicherungen, auch bei der Abnahme der Anlage nicht durchführen, obgleich dies für den Unternehmer wertvoll wäre, um die Lieferfirma bei sich ergebenden Beanstandungen haftbar machen zu können. Abgesehen davon ist es aber auch für den Unternehmer von Vorteil, sich öfters über die Wirkungsweise seiner Entstaubungsanlage zu unterrichten. Mit besonderen Meßvorkehrungen, die aber alle mehr oder weniger verwickelte Apparate darstellen und deren Handhabung eine gewisse Fertigkeit voraussetzt, lassen sich mehr oder weniger genaue Feststellungen machen, insbesondere nach dem von der Beratungsstelle für Wärmewirtschaft G. m. b. H. in Düsseldorf entwickelten Meßverfahren. Da diese Einrichtungen den Schotterfirmen jedoch gewöhnlich nicht zur Verfügung stehen, genaue Messungen bei den rauhen Betrieben meist auch nicht notwendig sind, ist auf meine Veranlassung hin ein zwar rohes Verfahren, das aber immerhin gewisse sichere Rückschlüsse zuläßt, in verschiedenen Betrieben zur Anwendung gekommen. Es besteht darin, daß man in den einzelnen Betriebsräumen in der Nähe der Staubquellen mit Papier bespannte Tafeln von gewisser, aber gleicher Größe, an einer der Zugluft möglichst wenig ausgesetzten Stelle, waagerecht anbringt und nun feststellt, wieviel Staub sich in einem bestimmten, möglichst langen Zeitabschnitt bei einer bestimmten Brecherleistung ablagert. Die Feststellungen werden einmal während des Betriebes der Entstaubungsanlage und ein andermal während ihres Stillstandes vorgenommen. So hatten

8stündige Versuche, bei denen Tafeln von 1 m² verwendet wurden, bei einer Leistung von 180 cm³ Rohmaterial folgende Ergebnisse.

	Anlage in Betrieb g	Anlage außer Betrieb g
Meßstelle 1 nahe dem Brecher	16,5	87
„ 2 über der Schottertrommel	475	2884
„ 3 über der Splittrommel	435	2125

Hieraus ergibt sich, daß bei abgestellter Entstaubung rund die 5fache Staubmenge in den Raum austritt.

Die Untersuchungen können noch dadurch erweitert werden, daß die gleichen Feststellungen bei abgenommener Verkleidung der Siebtrommel und bei Verschluß aller Rohrleitungen, die auch bei stillgesetztem Entlüfter als Kamin mit natürlichem Zug Staub abführen, gemacht werden. Nach den vorliegenden Erfahrungen ist dann mit einem um das 5fache größeren Austritt von Staub in die Luft zu rechnen, als bei eingekleideten Trommeln. Genauere Feststellungen sind in Vorbereitung.

Berücksichtigt man, daß je nach dem Feuchtigkeitsgehalt der Luft die anfallende Staubmenge etwa 0,6—1,2% der verarbeiteten Menge an Rohmaterial entspricht, läßt sich aus dem Gewicht des abgesaugten und niedergeschlagenen Staubes unter Berücksichtigung unvermeidlicher Verluste der Wirkungsgrad der Anlage ungefähr ermitteln. Wenn die Lieferfirmen auch eine Raumentstaubung von 90%, eine Materialentstaubung von 65% und einen Staubniederschlag von 75%, z. B. in einem Fliehkraftabscheider, gewährleisten, so werden diese Höchstwerte doch nur unter besonders günstigen Verhältnissen erreicht. Im allgemeinen ist für Dauerbetrieb mit niederen Sätzen zu rechnen.

G. Verwendung des Staubes.

Während bisher im allgemeinen der abgesaugte und niedergeschlagene Gesteinstaub sowie der anfallende Sand auf die Halde gekippt wurden, haben sich in der letzten Zeit hierfür verschiedene Verwendungsmöglichkeiten gefunden. Ist das Steinmehl frei von lehmigen und tonigen Beimengungen, was vor allem bei Staub aus den Doppelbrechern der Fall ist, kann es unbedenklich als Füller bei dem Bau von hohlraumfreien Bitumenstraßendecken verwendet werden. Bei gering beanspruchten Straßenbelägen ist die Gesteinsart nicht von besonderem Belang. Bei gesteigerten Ansprüchen scheiden jedoch Granit, Porphyr und Grauwacke aus, da sie bei der Dichtung ein wenig festes Gefüge geben und außerdem bei der Mischung zuviel oder zuwenig Bitumen aufnehmen und darum im ersteren Falle zum Weichwerden neigen und im letzteren Falle durch dauernde Feuchtigkeit leicht angegriffen werden. Bewährt haben sich bisher besonders kristallinischer Kalkstein oder Muschelkalk, Dolomit, Basalt- und Hochofenschlacke. Die Verwendungsmöglichkeit anderer Gesteinsarten ist nicht ausgeschlossen, aber noch nicht genügend erprobt. Je feiner das Pulver, desto dichter, fester und dauerhafter werden die daraus hergestellten Decken. Am besten hat sich ein Mehl bewährt, von dem etwa 10% durch ein Sieb von 6000 Maschen/cm² hindurchgehen. Im Gemisch mit Steingrus dient der Staub zum Einschlämmen gewöhnlicher Makadamdecken, welche dadurch eine betonartige Härte bekommen. Reiner Staub und Sand finden auch Verwendung bei der Herstellung von Kunststein, Zementrohren und anderen Zementerzeugnissen, wobei das sonst übliche Waschen des Sandes entbehrt werden kann. Im Baugewerbe geht man in letzter Zeit dazu über, bei Betonierarbeiten einen Teil des Zementes durch Gesteinsstaub zu ersetzen, ohne daß angeblich die Güte der Bauwerke dadurch beeinträchtigt würde.

Ein Verwendungsgebiet, welches vor allem für Basaltstaub aussichtsreich erscheint, ist das Gesteinstaubverfahren in schlagwettergefährdeten Gruben. Prüfungen, welche von der Versuchsstrecke der Knappschafts-Berufsgenossenschaft mit Basaltstaub aus Brüchen des Westerwaldes vorgenommen wurden, ergaben seine völlige technische Brauchbarkeit. Er entsprach nicht nur den Anforderungen der Bergbehörde hinsichtlich Feinheit, Gehalt an brennbaren Bestandteilen und Flugfähigkeit, sondern auch in bezug auf sein Verhalten gegen Luftfeuchtigkeit, denn selbst bei 7tägiger Lagerung über Wasser hatte er seine Flugfähigkeit noch nicht eingebüßt.

Auf Grund von Erfahrungen, die schon seit Jahren im Ausland mit Staub von Hartgesteinen und Hochofenschlacke zum Düngen von Äckern und Weinbergen sowie zum Entsäuern und Düngen von Wiesen gemacht wurden, sind auch in Deutschland gleiche Versuche angestellt worden, welche ein günstiges Ergebnis hatten, so daß der Staub auch in der heimischen Landwirtschaft steigende Verwendung findet. Bei der Auswahl der Gesteinsarten ist der Gehalt des Steines an Kalk wesentlich, der unter Umständen einen Düngekalkmergel ersetzen kann und zudem im Preise erheblich billiger als dieser ist.

Einen wesentlichen Einfluß des Gesteinsmehles auf den Pflanzenwuchs schreibt man, insbesondere bei kolloidarmen Böden, seiner natürlichen Bodenlockerung zu. Das feine Mehl nimmt nämlich im Boden Feuchtigkeit auf, verwittert verhältnismäßig schnell und quillt auf. Dabei dringt diese Bodengelatine in die unter jeder Ackerkrume liegende „tote Schicht", welche infolge ihrer Dichtigkeit die Zufuhr der Pflanzennährstoffe erschwert, legt sich zwischen die einzelnen Bodenteilchen und verhindert so, selbst bei Trockenheit, ein erneutes Festwerden. Infolgedessen werden die Wurzeln der Pflanzen nicht mehr eingepreßt und zusammengeschnürt, so daß die Nährstoffe von unten her den Pflanzen zufließen können. Nach Versuchen mit einem mineralischen Düngemittel, Zeotokol genannt, welches im wesentlichen aus Dolerit-Basaltmehl besteht, sollen bei einer Zugabe von 2—2,5 Ztr. je Morgen (0,25 ha) Mehrerträge bis zu 20% erzielt worden sein[1].

Weiter findet der Gesteinstaub Verwendung zur Herstellung von Putzmitteln aller Art. In einer ganzen Reihe von Betrieben haben die

[1] Reuter, Bergassessor a. D.: Die chemische Pflanzenernährung auf physikalischem Standort. Sonderabdruck aus Pflanzenbau.

Arbeiter schon lange den Staub im eigenen Haushalte verwendet zum Scheuern von Kochgeschirren und Herdplatten.

Mit Erdfarben vermischt eignet sich der Staub zum Spritzverputz von Häusern, wo er in steigendem Umfange mit Vorteil verwendet wird.

Da der Staub bei Zutritt von Feuchtigkeit leicht erhärtet, ist er, um ihn lange gebrauchsfähig zu halten, nicht lose in Eisenbahnwagen oder in Jutesäcken abgefüllt zu versenden, sondern ausschließlich in Papiersäcken zu verpacken. Eine zweckmäßige Einrichtung zum Absacken des Staubes, die in einem Betriebe der Basalt AG. Linz verwendet wird, zeigt Abb. 53. Unter dem Fliehkraftabscheider befindet sich eine Staubkammer, welche in der Lage ist, eine größere Menge Staub aufzuspeichern, ohne den Wirkungsgrad des Abscheiders zu beeinträchtigen. Der als Schleuse ausgebildete Absackstutzen ist so groß bemessen, daß sein Inhalt einem Sackinhalt entspricht. Zunächst wird durch Öffnen des Schiebers am Siloauslasse durch Drehen des Kettenrades der Stutzen gefüllt. Ist dieser Schieber wieder geschlossen, läßt man durch Ziehen des unteren Schiebers den Inhalt in den Sack ab. Dadurch wird eine größere Staubbildung vermieden und ebenso ein unbeabsichtigtes Nachstürzen von Staub aus dem Silo. Da das Absacken nicht dauernd erfolgt, kann unter Umständen dabei von einer besonderen mechanischen Entstaubung der Zapfstelle abgesehen werden.

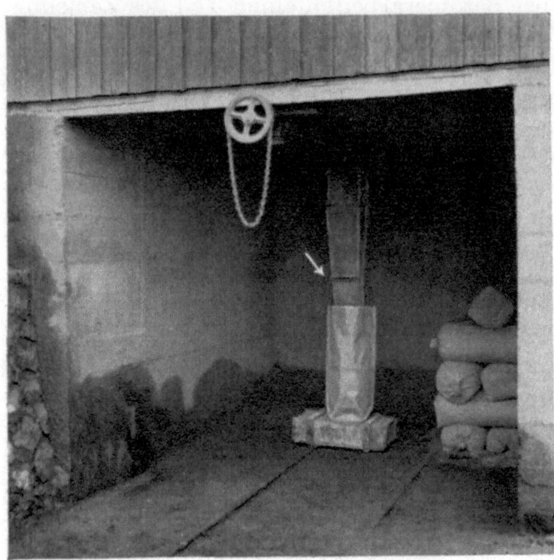

Abb. 53. Staubabsackung (Splittwerk Eudenberg der Basalt-AG. in Linz).

H. Nutzen der Entstaubung.

Die Entstaubungsanlagen dienen an erster Stelle dem Schutze der Gesundheit der Arbeiter und der Hebung ihrer Arbeitslust. Sie sind aber auch von nicht zu unterschätzendem wirtschaftlichen Nutzen für die Besitzer der Schotterbetriebe. Vor allem kann den Anforderungen der Abnehmer nach staubfreiem Material, welches höhere Preise erzielt, entsprochen werden. Staubfreier Steinschlag wird nämlich nicht nur für Straßenbauten und Betonierarbeiten benötigt, sondern auch für Gleisbettungen, vor allem in Tunnels. Es hat sich nämlich gezeigt, daß beim Entladen von stark verschmutztem Gleisschotter in Tunnels bei Trockenheit eine solche Staubbildung stattfindet, daß nicht nur die

Arbeiter dadurch erheblich beeinträchtigt werden, sondern daß auch der Zugverkehr infolge Erschwerung der Sicht durch die Staubluft gefährdet werden kann. Durch die Entstaubung vermindern sich ferner die Kosten für die Unterhaltung der Anlagen, zumal der Kraftmaschinen mit ihrem Zubehör infolge Zunahme ihrer Lebensdauer. Eine wesentliche Rolle unter den Ausgaben spielen die Kosten für die Treibriemen in den Schotteranlagen. Bekanntlich schwankt der Kraftverbrauch fast aller Zerkleinerungsmaschinen stark. Bei der stoßweisen Belastung laufen Riemen Gefahr zu rutschen, und zwar um so mehr, je mehr Staub auf der Lauffläche liegt. Beim Rutschen läuft der Riemen häufig von der Scheibe, so daß die Maschine zum Stillstand kommt. Der Schaden, der durch den Stillstand der Arbeitsmaschine entsteht, ist nicht gering. Handelt es sich dabei um den Riemen eines Brechers, so ist er besonders groß, weil vor erneuter Inbetriebnahme das mit Steinen gefüllte Brechermaul erst wieder ausgeräumt werden muß, bevor die Maschine anlaufen kann, eine Arbeit, welche regelmäßig eine längere Betriebspause nach sich zieht. Da trockener Gesteinstaub dem Riemen die Fettung entzieht, wodurch dieser seine Geschmeidigkeit verliert und brüchig wird, muß er häufig nachgefettet werden, wozu besondere Riemenpflegemittel nötig sind. Abgesehen von diesen vermehrten Kosten hat der starke Fettauftrag auch den Nachteil, daß auf Riemen und Riemenscheiben unter Einwirkung des Staubes sich bald dicke Krusten bilden, welche die Reibung zwischen Riemen und Scheibe oft derart steigern, daß infolge der stärkeren Abnutzung die Riemen schnell unbrauchbar werden und ersetzt werden müssen. In einzelnen, allerdings seltenen Fällen, kann die Erhitzung durch die Reibung so groß werden, daß der Riemen verbrennt. Auch verstaubte Maschinen- und Wellenlager sind besonderem Verschleiß unterworfen. Die Abnutzung der Lagerschalen kann, wie mir wiederholt bestätigt wurde, so groß sein, daß schon nach kurzem Gebrauch die Schalen wieder ausgebaut und neu ausgegossen werden mußten. Daß die Dampf- und Gasmaschinen, besonders aber die Elektromotoren durch Staub erheblich leiden, ist allgemein bekannt. Sind die Elektromotoren nicht völlig staubdicht eingekapselt, so überzieht sich die

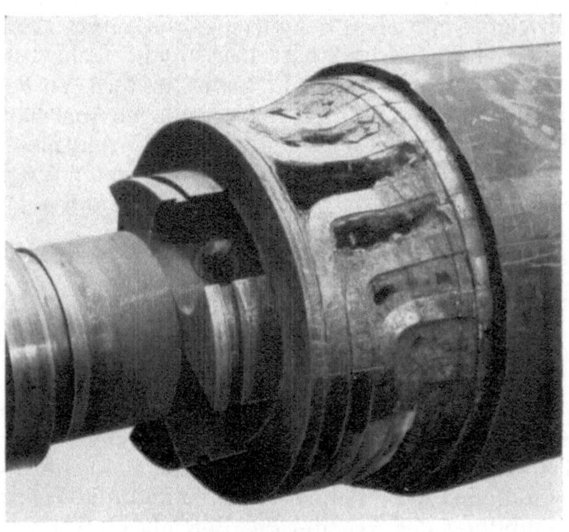

Abb. 54. Verstaubter Induktor nach einer Aufnahme der Deutschen Luftfilter-Baugesellschaft (Delbag) in Berlin.

Wickelung allmählich mit einer starken Staubschicht (vgl. Abb. 54), welche schließlich die nötige Luftkühlung gänzlich unmöglich macht, wodurch unter Umständen bei unzulässiger Erhitzung ein Brand der Wicklung entstehen kann. Nach zahlreichen, mir vorliegenden Feststellungen aus der Praxis sind die Ersparnisse, die durch die Entstaubung von Schotteranlagen erzielt werden, recht erheblich. Sie steigen je nach dem Grade der Vollkommenheit der Einrichtung angeblich bis zu 50% der Gesamtaufwendung. Neben diesem Nutzen verhütet eine Entstaubung auch eine Steigerung des Kraftbedarfes, da verstaubte Betriebe besonders bei längeren Wellenleitungen naturgemäß eine größere Reibung zu überwinden haben als staubfreie.

Daß ein gut entstaubter Betrieb keine Staubzulagen für die Arbeiter bedingt, sei nur nebenbei bemerkt.

Eine genaue zahlenmäßige Erfassung des wirtschaftlichen Nutzens der Entstaubungsanlage ist solange unmöglich, als für den gesamten Staub dauernde Absatzmöglichkeiten noch nicht gefunden sind. Nach den Erfahrungen dieses Frühjahrs ist jedoch damit zu rechnen, daß hierin eine Wendung in Aussicht steht. Es war nämlich in einigen Betrieben eine solche Nachfrage nach Staub und feinem Grus, sogar bei angemessenen Pıeisen, daß der Bedarf zum Teil kaum gedeckt werden konnte. Die Kinderkrankheiten der Staubbeseitigung in den Schotterbetrieben können nunmehr als überwunden gelten, nachdem die bisherigen technischen Schwierigkeiten, einwandfreie Entstaubungsanlagen zu errichten und zu betreiben, nicht mehr bestehen. Daher halte ich auch den Zeitpunkt nicht mehr für fern, an dem die Unternehmer aus freien Stücken ihre Schotteranlagen mechanisch entstauben, trotz der Ungust der wirtschaftlichen Verhältnisse in der Steinindustrie, ausschließlich zur Erschöpfung der letzten Möglichkeiten einer weiteren Steigerung der Wirtschaftlichkeit. Dann ist auch in den Schotterbetrieben die Staubfrage restlos gelöst.

III. Die Geräuschbekämpfung in Schotterbetrieben.

A. Ursache der Geräusche und ihre Einwirkung auf die Umwelt.

Es ist zu verstehen, daß in Schotterwerken beim Zerkleinern der Steine, bei dem Sortieren und der Beförderung des Steinmaterial zum Teil erheblicher Lärm entsteht, der nicht nur die Bewohner in der Nähe befindlicher Wohnhäuser in hohem Maße belästigen, sondern auch die Gesundheit der Arbeiter des Betriebes selbst beeinträchtigen kann. Zum Glück sind die Schotteranlagen, von einigen Ausnahmen abgesehen, von menschlichen Behausungen weit entfernt, so daß störende Einwirkungen auf die Nachbarschaft durch die mit dem Betriebe verbundenen Geräusche im allgemeinen zu den Seltenheiten gehören. Dagegen sind die Arbeiter der Betriebe ständig, je nach ihrer Beschäftigung jedoch mehr oder weniger unmittelbar dem Lärm ausgesetzt. Allerdings ist dabei zu berücksichtigen, daß eigentlich nur das Aufsichtspersonal für die Brecher-, Sortier- und Beförderungseinrichtungen der Einwirkung des stärksten Geräusches ausgesetzt ist und daß daher bei ihm vor allem Schädigungen der Gehörorgane auftreten müßten.

Diese sind abhängig von der Dauer der Einwirkungen, von der Stärke und der Tonhöhe des Geräusches, aber auch von dem Grade der Bodenerschütterungen, welche auf das Knochensystem des Ohres einwirken. Da der Lärm der Schotterbetriebe meist dumpf, die Tonhöhe also verhältnismäßig niedrig ist, hat dieser Umstand nur geringen Anteil an den Schäden. Nach angestellten Ermittelungen sind nämlich alle Geräusche bis zu 9 Phon oder 500 Wien[1] auch bei langjähriger Einwirkung ohne nachweisbare Beeinträchtigung der Menschen. Erst darüber hinaus findet man Merkmale gewerblicher Schwerhörigkeit in ihren verschiedenen Abstufungen nach Zeit und Arbeit. Wenn auch in Schotterbetrieben noch keine Lärmmessungen vorgenommen worden sind, läßt sich jedoch im Vergleich zu ähnlich gearteten Betrieben — Zementfabriken — annehmen, daß die Geräusche 12 Phon nicht übersteigen. Dazu bedingen persönliche Veranlagung und zeitweilige Arbeitsunterbrechungen oft wesentliche Unterschiede in der Gehörabnahme. So haben z. B. selbst kürzere Pausen, wie z. B. Sonntagsruhe, einen äußerst günstigen Einfluß. Berücksichtigt man weiter, daß die Schotterbetriebe im Winter, wenn nicht gänzlich ruhen, zum mindesten verkürzt arbeiten, und daß die Arbeiter an den Maschinen sich öfters ablösen, verschiebt sich ein Vergleich mit anderen Betrieben noch zugunsten der Schotteranlagen. Auch das ruckweise Auftreten von Geräuschen, wie z. B. in Kesselschmieden, das die Lärmstärke noch erhöht, kommt, abgesehen von Backenbrechern, in Schotteranlagen kaum vor.

Nach meinen Feststellungen, welche sich mit denen befragter Ärzte decken, sind bei Arbeitern in Schotterbetrieben besondere, vor allem dauernde Schädigungen der Hörorgane nicht beobachtet wurden, wenn auch einzelne ältere Leute auf Befragen über vermindertes Hörempfinden klagten.

B. Maßnahmen zur Geräuschbekämpfung.

Bei Neuanlagen läßt sich die Geräuschbekämpfung bereits durch die Raumeinteilung und eine richtige Verteilung der Lärm erzeugenden Maschinen Rechnung tragen. Da in geschlossenen Räumen die Schallwirkung infolge der Resonanz sich steigert, läßt ihre Abschwächung sich dadurch erreichen, daß das ganze Brechergebäude auf einer Längsseite offen gelassen wird (vgl. Abb. 55), während vor allem auf der Wetterseite feste Wände errichtet sind, sofern nicht völlig offene Aufstellung der Brechereinrichtung vorgezogen wird (vergl. Abb. 2).

Die Hauptquelle des Lärmes und der Geräusche, welche nicht nur die Arbeiter des Betriebes, sondern auch die Nachbarn, unter Umständen in einem Umkreise bis zu 1 km, belästigen können, sind die Siebtrommeln, denn von den sich drehenden Trommeln werden die Steine in der Drehrichtung hochgehoben (vgl. Abb. 11) und fallen dann zurück;

[1] 1 Wien bedeutet den Schallwert, zu dem ein Laut im Fernsprecher gerade noch gehört wird. 1 Phon ist der auf der Basis 2 bezogene Logarithmus. Es sind also 2 Wien = 1 Phon, 4 Wien = 2 Phon, 8 Wien = 3 Phon.

außerdem verursacht das ständige Reiben und Arbeiten von Steinen auf einem eisernen Hohlkörper erhebliche Geräusche. Werden die Siebtrommeln jedoch allseitig mit Verschalungen umgeben, am besten aus Holz, im Zusammenhang mit der Staubbeseitigung, ist eine merkliche Dämpfung der Geräusche bemerkbar. Eine Herabsetzung der Umdrehzahl der Trommel wird daneben noch eine weitere Verbesserung zeitigen, jedoch sind hier durch eine ausreichende Leistungsfähigkeit der Trommel gewisse Grenzen gezogen.

Eine wesentliche Besserung wird erreicht bei dem Ersatz der Siebtrommeln durch Schüttelsiebe, da hierbei das Steinmaterial über das

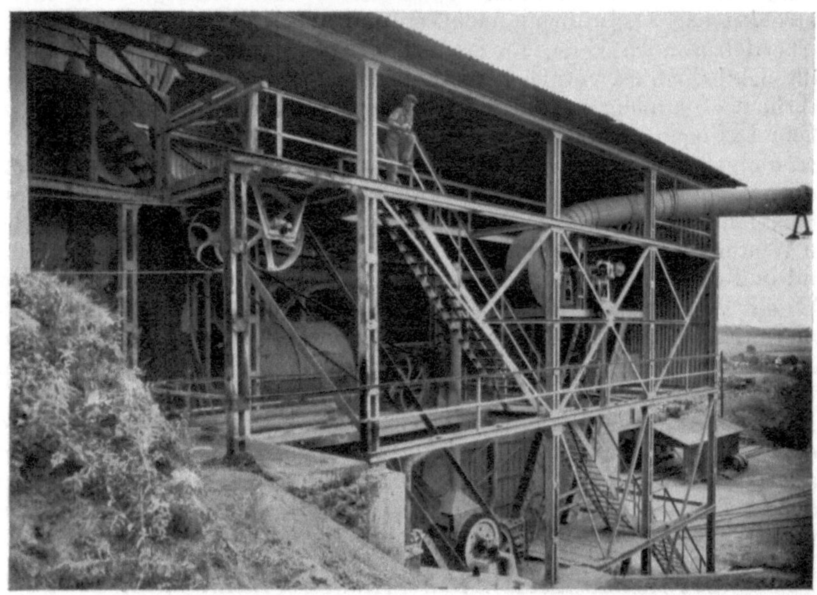

Abb. 55. Splittwerk Eudenberg der Basalt-AG. Linz.

Sieb nur eine rutschende Bewegung ausführt. Werden diese Siebe auch noch ummantelt, so ist der Lärm verhältnismäßig gering. Dabei ist auch von wesentlicher Bedeutung, daß die Schüttelsiebe bei sachgemäßer Ausführung infolge der eigenartigen Bauart des Antriebes auf die Gebäudeteile nur unwesentliche Erschütterungen ausüben, welche die Übertragung des Luftschalles verstärken könnten.

An zweiter Stelle steht hinsichtlich des Grades seiner Heftigkeit der mit dem Betrieb der Steinbrecher verbundene Lärm. Während das bei dem dauernd arbeitenden Kreiselbrecher entstehende Geräusch dementsprechend gleichförmig ist und weniger belästigend wirkt, kann das stoßweise Arbeiten der Backenbrecher, besonders bei der Aufgabe großer Stücke, recht erhebliche Geräusche hervorrufen. Es empfiehlt sich daher, bereits im Steinbruch das Rohmaterial auf eine möglichst gleichmäßige Größe zu bringen. Unvermeidliche Belästigungen der

Arbeiter am Brecher durch diese Geräusche werden in zahlreichen Betrieben dadurch bekämpft, daß die mit der Zu- und Abfuhr des Materials Beschäftigten mit den an den Maschinen tätigen Arbeitern in bestimmten Zeitabschnitten, z. B. wöchentlich, wechseln. Dadurch erhalten die Gehörorgane der Leute regelmäßige Ruhepausen, in denen sie sich erholen und gegen die Einwirkung der Geräusche erneut stärken können.

Unter Umständen können auch die Becherwerke und Förderrinnen die Ursache erheblicher Geräuschbelästigung sein, besonders dann, wenn das Material bei der Aufgabe und Abgabe infolge ungeeigneter Lage der Zu- und Abführungsrutschen unverhältnismäßig hoch fällt. Durch Verlängerung der Rutschen unter Verringerung der Fallhöhe des Materials und durch Vergrößerung des Neigungswinkels der Rutschen in Verbindung mit einer Verkleinerung des Fallwinkels läßt sich jedoch schon eine merkliche Minderung der Geräusche erzielen, vor allem, wenn das Bodenblech mit Holz hinterlegt wird.

Zur Schonung des Bodens der Rutschen werden an den Auffallstellen gewöhnlich Schleißbleche aus Stahl angebracht. Da diese Bleche jedoch infolge starker Inanspruchnahme durch das scharfkantige und schwere Material nur eine kurze Lebensdauer haben und meist schon nach einer Betriebszeit von einem Monat ausgewechselt werden müssen, also verhältnismäßig teuer werden, sind Versuche mit Schleißplatten aus Gummi gemacht worden. Hierzu wurden Reste von Balatariemen und Gummiförderbändern verwendet. Bei der Kürze der Versuchszeit läßt sich zwar ein abschließendes Urteil noch nicht abgeben, es kann jedoch schon jetzt darauf hingewiesen werden, daß hinsichtlich der Geräuschbekämpfung erhebliche Fortschritte zu verzeichnen sind. Aber auch der wirtschaftliche Nutzen ist beachtlich. Bei dem Ersatz der Schleißbleche durch Gummiplatten muß dem Umstande Rechnung getragen werden, daß die auf das elastische Gummi fallenden Steine leicht abprallen und dabei eine hüpfende Bewegung ausführen. Nach den gemachten Erfahrungen tritt daher bei den bisherigen Rutschen leicht ein Verstopfen ein, dem jedoch durch entsprechende Vergrößerung des Rutschenquerschnittes an der Abwurfstelle vorgebeugt werden kann.

In einigen Betrieben hat man die Auffallstellen der Schotterrutschen als Steintaschen ausgebildet, so daß Stein auf Stein trifft. Zwar wird dabei das Geräusch wesentlich gedämpft, das Steinmaterial leidet aber bei dem Auftreffen auf der rauhen Fläche durch Beschädigung der scharfen Bruchkanten.

Im allgemeinen werden die Becher der Förderanlage meist auf Drahtgeflechtgurten befestigt, wodurch, besonders bei schwach angespannten, Gurten durch das Schlagen von Eisen auf Eisen beim Gang der Anlage ein merkliches Geräusch entstand. Neuerdings geht man in steigendem Umfange dazu über, das Drahtgeflecht durch ein Gummiband zu ersetzen, wodurch ein fast geräuschloser Lauf erzielt wird.

Wenn auch der Betrieb der Förderrinnnen mit weniger Lärm verbunden ist als der der gewöhnlichen Becherwerke, empfiehlt es sich doch, die eisernen Förderrinnen durch Förderbänder zu ersetzen und zwar nicht nur wegen der leichteren Staubbeseitigung, sondern auch wegen der damit verbundenen Geräuschbekämpfung.

Literatur.

Meldau. — Der Industriestaub, Berlin 1926.
Der Staub in der Industrie. — Beih. Zbl. Gewerbehyg. Bd. 1 Heft 2.
Mode. — Ventilatorenanlagen, Berlin 1930.
Lärmarbeit und Ohr. — Heft 10 der Schriftreihe Arbeit und Gesundheit zum Reichsarbeitsblatt, Berlin 1929.
Weiss. — Technik der Steingewinnung und Steinverarbeitung, Berlin 1915.
Gesundh.-Ing., München 1929.
Zbl. Gewerbehyg. 1930/31.
Reichsarbeitsblatt 1930/31.
Die Steinindustrie (Der Steinbruch). Berlin 1931.
Glasers Annalen, Berlin 1930.
Pflanzenbau, Berlin 1928.
Wass.- u. Wegebau-J., Hannover 1930.
Zement-Wochenschrift für Hoch- und Tiefbau, Charlottenburg 1931.
Rock Producks, Chicago 1929.
Compressed Air Magazine, London 1929.
Patentschriften des Reichspatentamtes.

Schriften aus dem Gesamtgebiet der Gewerbehygiene.

Herausgegeben von der Deutschen Gesellschaft für Gewerbehygiene in Frankfurt a. M., Platz der Republik 49.

Heft 12: **Theophrastus von Hohenheim genannt Paracelsus: Von der Bergsucht und anderen Bergkrankheiten.** Bearbeitet von Professor Dr. **Franz Koelsch,** Ministerialrat, München. Mit 1 Bildnis. VI, 70 S. 1925. RM 4.80*

Heft 13: **Über die Gesundheitsgefährdung bei der Verarbeitung von metallischem Blei** mit besonderer Berücksichtigung der Bleilöterei. Von Dr. med. **Hans Engel,** Berlin. IV, 40 Seiten. 1925. RM 2.70*

Heft 14: **Was muß der Arzt von der neuen Verordnung über die Einbeziehung der Berufskrankheiten in die Unfallversicherung wissen und welche Pflichten ergeben sich für ihn daraus?** Versicherungsrechtliche und ärztliche Hinweise. Unter Mitarbeit von Professor Dr. Hayo Bruns, Gelsenkirchen, Geh. Sanitätsrat Dr. Cramer, Cottbus, Dr. Martius, Berlin, Ministerialrat Professor Dr. Thiele, Dresden, herausgegeben von den **Fabrikärzten der chem. Industrie.** Mit 6 Abbildungen im Text und 1 Spektraltafel. IV, 72 Seiten. 1925. RM 4.50*

Heft 15: **Die deutsche Fabrikpflegerin.** Von Dr. **Ludwig Schmidt-Kehl,** Assistent am Hygienischen Institut der Universität Würzburg. 31 Seiten. 1926. RM 1.80*

Heft 16: **Gewerbestaub und Lungentuberkulose** (Stahl-, Porzellan-, Kohle-, Kalkstaub und Ruß). Eine literarische und experimentelle Studie von Professor Dr. med. **K. W. Jötten,** Münster i. W., und Dr. med. **W. Arnoldi,** Münster i. W. Mit 105 Abbildungen. VI, 256 Seiten. 1927. RM 27.—*

Heft 17: **Die Staublungenerkrankung (Pneumonokoniose) der Sandsteinarbeiter.** Von Professor Dr. **A. Thiele,** Ministerialrat, Dresden, u. Stadtmedizinalrat Dr. **E. Saupe,** Dresden. Mit 22 Abbildungen. III, 69 S. 1927. RM 6.90*

Heft 18: **Die Beseitigung der beim Tauch- u. Spritzlackieren entstehenden Dämpfe.** Bearbeitet von Oberregierungs- und -gewerberat **Wenzel,** Oberingenieur **Alvensleben,** Gewerberat a. D. Dr. **Witt,** Berlin. Zweite, neubearbeitete und ergänzte Auflage. Mit 36 Abbildungen. V, 47 Seiten. 1930. RM 3.90*

Heft 19: **Ergographische Studien über die Funktion der Handstrecker bei Arbeitern verschiedener Bleigefährdung.** Zugleich ein Beitrag zur Frage der Vergleichsmöglichkeit ergographischer Untersuchungen symmetrischer Muskelgruppen. Von Dr. med. **Carl E. Albrecht,** Bremen. Mit 20 Abbildungen. III, 62 Seiten. 1928. RM 6.—*

Heft 20: **Gewerbliche Augenschädigungen und ihre Verhütung.** Von Dr. med. **O. Thies,** Augenarzt in Dessau. Mit 35 Abb. IV, 43 Seiten. 1928. RM 4.80*

Heft 21: **Das Sandstrahlgebläse** unter besonderer Berücksichtigung der Maßnahmen zur Vermeidung von Schädigungen bei seiner Verwendung. Unter Mitwirkung von Reichsbahnrat E. Lehmann, Nied a. Main, Gewerberat W. Vogel, Halberstadt, bearbeitet von Oberregierungsgewerberat a. D. **K. R. Maukisch,** Leipzig, und Oberingenieur **H. Sperk,** Leipzig. Mit 44 Abbildungen. V, 46 Seiten. 1928. RM 5.70*

Heft 22: **Die Aschebeseitigung in Großkesselanlagen.** Unter Mitwirkung von Regierungs- und Gewerberat A. Pasch, Gumbinnen, Gewerberat D. Andresen, Berlin, Oberingenieur M. Schimpf, Essen, nebst Beiträgen von Gewerberat F. Budde, Bitterfeld, und Gewerberat Dr. A. Rosebrock, Köln, bearbeitet von **A. Rühl,** Ministerialrat, und **R. Schulte,** Direktor des Dampfkesselüberwachungsvereins der Zechen im Oberbergamtsbezirk Essen. Mit 23 Abbildungen. V, 46 Seiten. 1928. RM 4.80*

Heft 23: **Das Tiefdruckverfahren** unter besonderer Berücksichtigung der Maßnahmen zur Vermeidung von Schädigungen bei seiner Verwendung. Bearbeitet von Dr. **R. Krug,** Halle-Ammendorf, Dipl.-Ing. **Fr. Rothe,** Direktor der Deutschen Buchdrucker-Berufsgenossenschaft, Leipzig, und **J. Wenzel,** Oberregierungs- und -gewerberat, Berlin. Zweite, neubearbeitete und ergänzte Auflage. Mit 21 Abbildungen. VI, 35 Seiten. 1930. RM 3.60*

Heft 24: **Internationale Übersicht über Gewerbekrankheiten** nach den Berichten der Gewerbeaufsichtsbehörden der Kulturländer über die Jahre 1920—1926. Bearb. von Prof. Dr. **E. Brezina,** Wien. VI, 205 S. 1929. RM 12.—*

Heft 25: **Über die Gesundheitsverhältnisse der Arbeiter in der deutschen keramischen, insbesondere der Porzellan-Industrie** mit besonderer Berücksichtigung der Tuberkulosefrage. Von Prof. Dr. **K. B. Lehmann,** Geh. Rat, Direktor des Hygien. Instituts, Würzburg. 55 S. 1929. RM 3.60*

---

* *Auf alle vor dem 1. Juli 1931 erschienenen Bücher wird ein Notnachlaß von 10% gewährt.*